I0067666

Prix de vente 5f.

45
1917

Docteur François JAURÉGUIBERRY

Ex-Interne des Hôpitaux
Lauréat de la Faculté de Médecine (1909, 1910, 1911, Prix Jessé 1912)
Décoré de la Croix de Guerre

Fonctionnement
d'une Ambulance

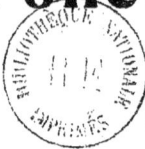

Spécialisée pour la Chirurgie viscérale

(RÉSULTATS OBTENUS)

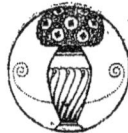

TOULOUSE

Ch. DIRION, Libraire-Editeur

22, Rue de Metz et rue des Marchands, 33

1917

8° Td 139
155

Docteur François JAURÉGUIBERRY

Ex-Interne des Hôpitaux
Lauréat de la Faculté de Médecine (1909, 1910, 1911, Prix Jessé 1912)
Décoré de la Croix de Guerre

Fonctionnement d'une Ambulance

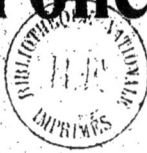

Spécialisée pour la Chirurgie Viscérale

(RÉSULTATS OBTENUS)

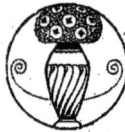

TOULOUSE

Ch. DIRION, Libraire-Editeur

22, Rue de Metz et rue des Marchands, 33

1917

8° T_d 139

155

A mon Père et à ma Mère

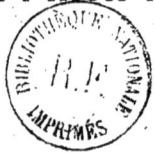

BIBLIOTHÈQUE NATIONALE
IMPRIMÉS

———

A ma Sœur

———

A la mémoire de ma Tante Marie-Anne

A mon Président de Thèse

MONSIEUR LE PROFESSEUR TAPIE

Professeur d'anatomie pathologique, Chirurgien des Hôpitaux

A mon Maître

MONSIEUR LE PROFESSEUR MÉRIEL

Professeur de Clinique chirurgicale à la Faculté

A Monsieur le Médecin-Principal de 1re classe DONMARTIN

Directeur du Service de Santé du XVIIme Corps d'Armée

A Monsieur le Médecin major de 1ère classe SPICK

Médecin-chef de l'ambulance
Chirurgien consultant du XVIIe Corps d'Armée

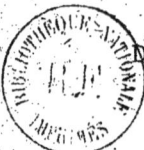

A mes Maîtres

DE LA FACULTÉ ET DES HOPITAUX

Stage 1907-1908....	1er Semestre.	M. le Professeur CAUBET (Médecine).
	2e —	M. le Professeur TAPIE (Chirurg'e).
EXTERNAT **1908-1909....**	1er Semestre.	M. le Docteur CHAMAYOU (Chirurgie).
	2e —	M. le Professeur-Agrégé BAYLAC (Médecine).
1909-1910......	1er Semestre.	M. le Professeur MOSSÉ (Médecine).
	2e —.	M. le Professeur FRENKEL (Ophtalmologie).
INTERNAT **1910-1911......**	1er Semestre.	M. le Professeur MÉRIEL (Chirurgie).
	2e —	M. le Docteur BASSET (Médecine).
		M. le Professeur RISPAL —
1913-1914......	1er Semestre.	M. le Docteur GILLES (Accouchement).
	2e —	M. le Professeur MÉRIEL (Chirurgie).

A MM. les Professeurs Agrégés : SERR, DALOUS, CESTAN, DAMBRIN
GORSE.

A MM. les Docteurs : CLERMONT, BAUDET, ROQUES, DUCUING,
LAURENTIE.

A mes Camarades de l'Internat

BIBLIOTHÈQUE NATIONALE

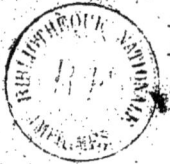

PRÉFACE

La guerre actuelle n'étant pas une guerre de mouvement, et ayant stabilisé les diverses formations, le rôle de l'ambulance a acquis une importance que personne n'aurait osé soupçonner. Elle est devenue un véritable hôpital du front et l'on peut y traiter maintenant dans les meilleures conditions de sécurité chirurgicale, tous les blessés qui viennent des lignes. Cette sécurité qui au premier abord paraissait impossible, a été réalisée. Si au début de la campagne certains blessés graves ne pouvaient être soignés avec de grandes chances de succès à cause d'une installation trop rudimentaire, il n'en est plus de même maintenant.

On peut dire dans l'état actuel des choses, que l'ambulance chirurgicale est la formation sanitaire la plus importante de l'avant. Son rôle est non seulement nécessaire mais indispensable. Il n'est pas discutable que certains blessés réclament une intervention immédiate et qu'on risque d'aggraver leur état ou de les rendre inopérables, si sous prétexte de les éloigner des obus, on les transporte dans des formations chirurgicales de la zone des étapes ou de l'intérieur.

Nous avons eu l'honneur et le plaisir, d'être pendant la bataille de M..., sous les ordres d'un maître de la chirurgie militaire : M. le Médecin-Major de 1ʳᵉ classe Spick, médecin-chef d'ambulance, dont nous sommes fier d'avoir été l'assistant et l'élève.

L'ambulance a fonctionné intensivement du 16 avril au 15 juin 1917, les blessés y arrivaient 8 à 10 heures en moyenne après leur blessure, c'est-à-dire dans les meilleures conditions possibles. Deux équipes chirurgicales y ont fonctionné simultanément, et si nous nous bornons dans ce travail à parler seulement des blessés traités par l'équipe de M. Spick, c'est qu'en qualité d'aide, nous avons sur eux et sur la façon dont ils ont été traités, des renseignements précis. Nous ajouterons que notre ambulance avait été spécialement désignée, pour ne recevoir que des blessés viscéraux, c'est-à-dire des plaies de poitrine, de crâne et d'abdomen. C'est donc à ces seules blessures et à leur mode de traitement que nous ferons allusion, et nous laisserons de côté de parti-pris, les plaies des membres ou des parties molles que pouvait présenter tel individu blessé en même temps au crâne, à la poitrine et au ventre. C'est à M. le Directeur du Service de Santé du Corps d'Armée, M. le Médecin principal Dommartin que nous devons cette spécialisation de l'ambulance pour le traitement des gros blessés viscéraux. Il avait jugé avec raison que cette catégorie de blessés demandant des soins particuliers devait être dirigée sur une ambulance spécialement préparée à les recevoir.

Notre intention n'est pas de nous livrer à un travail

critique sur la façon d'opérer ou de traiter les plaies des régions dont nous venons de parler. Nous nous bornerons simplement à montrer qu'un bon chirurgien doué d'un esprit d'ordre et de méthode, peut arriver à faire de son ambulance située à quelques kilomètres des lignes, un véritable hôpital où rien ne manque, où l'on peut traiter beaucoup de blessés et où les résultats opératoires font honneur à celui qui les a obtenus. Pour cela il nous suffira d'écrire ce que nous avons vu faire.

Nous diviserons notre travail de la façon suivante : dans un premier chapitre nous montrerons comment le blessé arrive à l'ambulance, y est examiné et préparé avant d'être traité.

Dans un deuxième chapitre nous examinerons les modes de traitement et les résultats obtenus dans les plaies pénétrantes du crâne.

Dans un troisième chapitre nous nous occuperons des plaies pénétrantes de poitrine et dans un quatrième de celles de l'abdomen.

Nous publierons les observations qui nous paraîtront les plus intéressantes.

CHAPITRE PREMIER

Sur le fonctionnement général de l'ambulance

L'ambulance est située au moment de l'offensive à environ à 8 kilomètres de nos premières lignes.

Primitivement destinée à hospitaliser 130 blessés, elle avait été quelques jours avant l'attaque augmentée d'une baraque, type D E S, de 50 lits, qui avait été placée en dehors de l'ambulance, mais dans ses abords immédiats. Elle pouvait donc recevoir à partir de ce moment-là 180 blessés.

Locaux utilisés. — Les locaux occupés par l'ambulance, étaient avant la guerre destinés à une Compagnie du génie, bâtis en brique et couverts en ardoise, de telle sorte que les blessés étaient à l'abri soit de la pluie, soit des chaleurs trop fortes, inconvénients auxquels il est parfois difficile de remédier avec les baraques en bois employées dans la zone des armées, même lorsque leur construction a été particulièrement soignée. Nous ajouterons que le local ainsi utilisé par l'ambulance était intégralement destiné aux blessés et que les services se rattachant au fonctionnement de la formation (cantonnement des infirmiers, cuisin

des blessés et du détachement, dépense, lingerie, etc.)
étaient situés en dehors de l'ambulance proprement
dite et à proximité immédiate.

Salles chirurgicales. — Deux salles d'opérations
avaient été installées, l'une fournie par le groupe chirurgical type Chavasse, l'autre dans un local amé-
nagé. Chacune d'elles était complétée par une salle de
préparation où se trouvait tout ce qui était nécessaire
à l'acte chirurgical, et où le chirurgien et son assistant pouvaient faire la toilette de leurs mains. Ces
deux salles d'opérations étaient situées au centre de
la formation, et placées de telle sorte, qu'elles pouvaient, au moyen d'un passage couvert, desservir toutes les salles de blessés, sans qu'aucun de ceux-ci fût
obligé de traverser la cour pour se rendre à l'une ou
l'autre de ces salles d'opérations. Des « salles de pansements » avaient été installées dans chaque salle de
blessés. Une seule, spécialement soignée, située près
d'une salle d'opérations, était utilisée pour les pansements particulièrement longs et délicats, qui pouvaient se compliquer d'un petit acte opératoire.

Radioscopie et stérilisation. — Le service radioscopique attenant à l'une des salles d'opérations, était
assuré par le docteur Chavasse à la haute compétence
de qui nous nous plaisons à rendre hommage, car il
fut toujours par sa sûreté de diagnostic radioscopique,
un aide dont le chirurgien aurait pu très difficilement
se passer.

Nous terminerons cette description sommaire de

l'ambulance, en signalant que la stérilisation des objets de pansement et du matériel chirurgical fut assuré d'une façon parfaite par le pharmacien aide-major Lefort, qui s'acquitta d'une besogne particulièrement ingrate à la satisfaction de tous. Deux grands autoclaves Sorel, deux étuves Poupinel, grand modèle, deux bouilleurs à eau de 25 litres chacun, deux petits bouilleurs genre poissonnière et une armoire chauffe-linge, ont suffi à assurer la stérilisation du matériel de pansements et d'opérations. Il est vrai de dire que parfois les autoclaves fonctionnèrent jour et nuit. En outre, deux appareils de Gross et Barthélemy servaient à stériliser les instruments destinés aux pansements.

Cet aperçu rapide de la situation et de la disposition de l'ambulance était absolument nécessaire à la clarté de son fonctionnement que nous allons pouvoir aborder dès maintenant.

Fonctionnement. — L'ambulance a reçu pendant la période de son fonctionnement du 15 avril au 15 juin 1917, 728 blessés. Sur ce nombre, 630 étaient des blessés atteints soit au crâne, au thorax ou à l'abdomen. Les 98 autres avaient été reçus dans des périodes de calme relatif pendant lesquelles les vides ne pouvaient être comblés par des blessés appartenant aux catégories énumérées plus haut.

Devant une telle affluence de blessés qui s'est fait sentir surtout aux premier jours de l'attaque, il était indispensable pour porter à son maximum le rendement de la formation sanitaire, de donner à chacun une tâche bien déterminée. C'est ce qui a été fait et

c'est ce qui a permis aux deux équipes chirurgicales
fonctionnant à l'ambulance, d'opérer dans la seule
journée du 17 avril 5o blessés tous très grièvement
atteints. Nous citons cette journée, car elle fut la plus
dure, mais il en fût d'autres où chaque équipe chirurgicale eût à soigner et à opérer 20 blessés dans les
vingt-quatre heures. Il est vrai que la division du travail était poussée à l'extrême, que les deux équipes chirurgicales travaillaient souvent simultanément, et que
si l'une d'elles se reposait l'autre ne chômait pas. Il
faut ajouter aussi que les chirurgiens recevaient leurs
blessés prêts à être opérés, que le diagnostic de chacun avait été posé et qu'ils étaient tous porteurs d'une
fiche radioscopique. Nous dirons que les docteurs de
Montval et Cheville s'occupant de la réception, de
l'examen et de la préparation de tous les blessés arri-
vés à l'ambulance, surent grâce à leurs solides con-
naissances cliniques, discerner le malade qui devait
être opéré avant l'autre et celui auquel on ne devait
pas toucher. C'est grâce à eux que les chirurgiens n'eurent qu'à opérer et qu'ils purent consacrer tout leur
temps qui était si précieux à ce moment-là, aux blessés
qui réclamaient des soins urgents.

Cette façon de faire pourtant bien simple, basée sur
l'ordre et la méthode, a séduit les nombreuses per-
sonnalités qui visitèrent notre ambulance pendant
les attaques.

Baraque de triage. — Grâce à la proximité des
lignes, aux bonnes voies d'accès, à l'avance de nos
troupes, les blessés transportés rapidement (souvent

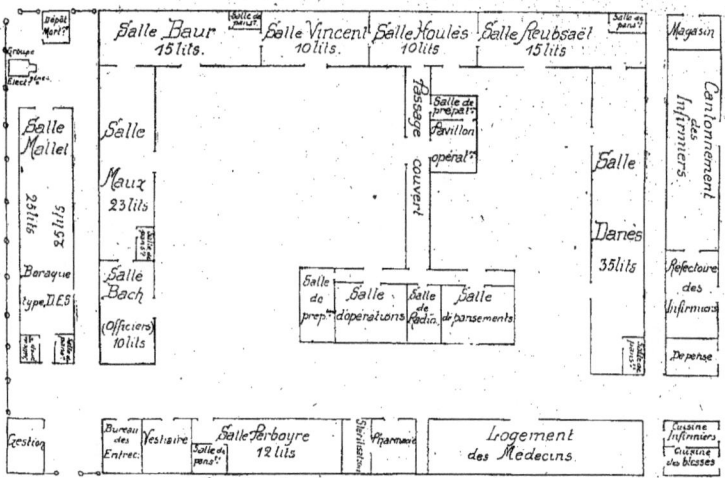

Plan de l'Ambulance — Avril_Juin 1917.

en moins de sept heures) en automobile, après un
arrêt de quelques instants, sans aucun transbordement
à l'ambulance de triage, sont dirigés sur notre formation. Ils sont immédiatement conduits dans la baraque D E S (salle Mallet) qui comprend, en outre de
50 lits disposés sur deux rangées, deux petites salles
de préparation. Ils sont aussitôt déshabillés et placés
tous dans les lits du côté gauche de la salle. A ce
moment-là, on leur demande tous les renseignements
administratifs utiles : identité, régiment, adresse de
leur famille, etc. On consigne leurs affaires et leurs
objets personnels après en avoir fait un inventaire.
Le tout après cela sera mis en lieu sûr. Ce temps qui
n'a rien de médical est de la plus haute importance
et nombreux sont ceux qui eurent des déboires pour
l'avoir négligé; ne serait-ce qu'en raison de la question des successions, dont le rôle est primordial. Je
dois dire que l'officier gestionnaire, M. Gibon, qui s'est
occupé de cette partie administrative, s'en est tiré,
grâce à sa compétence professionnelle, à son plus
grand honneur.

Voici donc tous les blessés déshabillés et couchés du
côté gauche de la salle. Après avoir été examinés par
le médecin qui lit leur fiche d'évacuation, ils passent
tous, les uns après les autres, et par ordre d'urgence
dans la salle de préparation. Le médecin y est assisté
d'un sergent infirmier et de trois infirmiers de visite
dont un coiffeur. Tous ont une éducation médicale
suffisante pour pouvoir se charger des petits soins
urgents que l'on doit donner aux blessés. Dans la salle
de préparation, le blessé est couché sur une table

d'opérations, son pansement est défait, et le médecin examine attentivement sa blessure. La plaie est nettoyée à l'eau oxygénée et au liquide de Dakin.

La région intéressée est rasée très largement, et un pansement aseptique soigné est refait.

On s'assure toujours que le blessé examiné ne présente aucune blessure qui ait pu passer inaperçue au poste de secours, fait qui se présente fréquemment, en raison des polyblessures et de la difficulté d'examiner au poste de secours, les lombes, le dos, les fesses et le périnée. Le malade reçoit ensuite une injection de sérum antitétanique et si son état général demande des soins spéciaux, il est remonté par des piqûres d'éther, de caféine, de strychnine, huile camphrée, sérum artificiel, etc. En même temps que cette préparation chirurgicale de la région intéressée, on fait le lavage à l'eau tiède de la figure, des mains, des pieds et de toutes régions souillées par la boue ou par le sang. Le blessé est recouvert ensuite d'une chemise de molleton propre.

Le voilà dès maintenant préparé chirurgicalement. Il ne reste plus au médecin qu'à épingler sur le pansement une fiche qui renseignera le chirurgien. Cette fiche porte le diagnostic de la blessure, les renseignements sur l'état général du blessé, la nécessité ou non d'une radioscopie. A ce moment-là, au sortir de la salle de préparation, si le médecin juge que le blessé ne doit pas être opéré, soit qu'il ne soit pas en état de supporter une intervention, soit qu'il n'y ait pas de nécessité à opérer, ce dernier est conduit alors dans une des salles de l'intérieur de l'ambulance, où le

2

médecin traitant qui vient de le voir indique un traitement approprié. Si le blessé est opérable, il est remis
salle Mallet dans la rangée de lits du côté droit oppo-
sée à celle qui est occupée par les arrivants, et il
n'a plus qu'à attendre le moment de l'opération.

Cette façon de trier les blessés à l'arrivée à l'ambulance a le grand avantage : 1° d'apporter les blessés
tout préparés dans les salles d'opérations et d'éviter
toute souillure de celles-ci; 2° de tenir très propres les
salles de l'intérieur de l'ambulance qui sont de cette
façon réservées aux malades traités; 3° de supprimer
un va-et-vient continuel dans ces salles, du fait de
l'arrivée ininterrompue de nouveaux blessés que l'on
est forcé d'interroger, de déshabiller et de préparer
au milieu des malades déjà traités. Cela a son importance, si l'on songe que les blessés que nous traitons
sont tous très sérieusement atteints, et que le repos et
le calme le plus complets sont loin de leur être préju-
diciables.

Le blessé opérable, ne sortira donc de la salle Mallet, que pour se rendre au pavillon opératoire de l'une
ou de l'autre équipe chirurgicale, mais avant d'y
entrer, il sera transporté à la salle de radioscopie où
le médecin ajoutera à la fiche déjà établie, les renseignements qu'on lui demande. Il marque les repères
du projectile sur la peau, après avoir cherché à le
localiser dans les différents plans. Il donne le volume
approximatif du projectile, sa profondeur, en plus il
fait chaque fois qu'il le peut une localisation anatomique précise. Le chirurgien reçoit alors le blessé et
il a sous les yeux tous les renseignements, qui le déci-
dent à pratiquer telle ou telle intervention.

Roulement opératoire. — Habituellement, et cela dans le but d'obtenir un plus grand rendement, l'équipe chirurgicale de M. le Médecin-Major Spick opérait alternativement un crâne, une poitrine et un abdomen. De cette façon, on est à peu près sûr de n'être jamais à court d'instruments, M. le Docteur Spick avait en effet fait établir deux boîtes de crâne, deux de poitrine et deux de ventre, qui contenaient tous les instruments que le chirurgien pouvait exiger pour se livrer à un acte chirurgical sur une de ces régions. En opérant alternativement, il est très facile d'assurer, après un crâne jusqu'au prochain crâne, la stérilisation des instruments qui viennent d'être utilisés. On peut en tous cas avoir recours à la boîte de réserve, puisqu'il y a deux boîtes prévues par région à opérer. Nous tenons à signaler cette façon de procéder, qui nous a donné de très bons résultats et qui nous a permis d'opérer au moment de fonctionnement intense de longues séries de blessés, sans avoir à perdre du temps entre deux interventions.

Le malade opéré, le diagnostic exact de la blessure et le détail de l'opération pratiquée sont donnés par l'opérateur et inscrits sur une feuille d'observations, qui suivra partout le blessé à partir de sa sortie de l'ambulance. Cela fait, il est conduit à son lit dans une des salles de la formation, autre que la salle Mallet d'où il sort et relevant de l'équipe chirurgicale qui l'a opéré. Il est confié aux soins de l'infirmier de la salle, qui prend en note les prescriptions thérapeutiques et alimentaires données par le chirurgien. Les opérés sont répartis dans les salles de telle façon, que ceux dont la blessure appartient à la même catégorie, soient tous groupés dans le même local. C'est ainsi qu'il y a une salle de crânes, une salle de poitrines et une d'abdomens.

Pansements et évacuation. — Selon la gravité de son état et la nature de sa blessure, le malade est revu et son pansement refait au bout d'un temps variable. Pour faciliter le travail, la date du futur pansement est portée à l'aide d'un chiffre très apparent au crayon dermo-graphique sur le pansement lui-même. Cette réfection des pansements sur les grands blessés représente un des travaux les plus pénibles d'une ambulance chirurgicale. Ils doivent être faits avec beaucoup de soin et c'est d'eux que dépendent souvent les succès opératoires.

Le blessé restera à l'ambulance jusqu'au moment où son état lui permettra de supporter les fatigues d'un voyage qui le mènera dans une formation sanitaire de la zone des étapes ou de l'intérieur, sans attendre pour cela sa guérison complète. En principe, aucun crâne pénétrant n'a jamais été évacué avant un mois ou au moins trois semaines de traitement et d'observation, et à la condition expresse que son état fut reconnu satisfaisant. Les ventres étaient, sauf exception, évacués dans les quinze jours qui suivaient leur opération; quant aux blessés de poitrine, la date de leur évacuation a été des plus variables et cela se conçoit si l'on songe que telle plaie de poitrine évolue très normalement sans donner lieu à aucun symptôme inquiétant, alors que d'autres se compliquent d'accidents soit mécaniques, soit septiques, contre lesquels il est parfois difficile de lutter.

M. le Médecin-Major Spick a adopté à propos de l'évacuation des blessés la formule, que tout malade en état de quitter le lit pour quelques instants était par ce fait en état d'être évacué couché. Nous croyons que c'est la façon exacte de résoudre la question de l'évacuation des blessés viscéraux.

Rôle des infirmiers. — Voilà décrit dans ses grandes lignes le fonctionement de l'ambulance en période de fonctionnement intense. Il nous paraît simple et logique et nous croyons qu'il y aurait intérêt à le vulgariser. Nous avouons qu'il exige certaines conditions indispensables, car s'il est relativement facile de trouver un personnel d'officiers s'acquittant en toute conscience de sa tâche il est parfois plus compliqué d'avoir un personnel d'infirmiers sur lequel on puisse compter et c'est là qu'est toute la difficulté. Elle fut très facile à résoudre pour nous, puisque le corps d'infirmiers spécialement entraîné au moment des périodes de calme sut être à la hauteur de sa tâche, ne marchanda pas son dévouement nuit et jour et ne fit pas regretter à notre médecin-chef tous les efforts qu'il avait fournis pour en faire ce qu'il était.

CHAPITRE II

Chirurgie du Crâne

Le nombre des plaies du crâne traitées et opérées pendant la période du 15 avril au 15 juin s'élève à 107. La répartition en est la suivante :

Plaies non pénétrantes 63
Plaies pénétrantes 44

Pour fixer les idées, nous dirons que nous considérons comme plaie pénétrante du crâne toute plaie qui intéresse sa paroi interne ou vitrée, même si la dure-mère est intacte. Nous considérons en effet qu'une lésion méconnue de la vitrée peut amener à bref délai des accidents graves, et que le fait de placer ces plaies dans le cadre des non pénétrantes, c'est-à-dire peu graves, leur donnerait une bénignité qu'elles sont loin d'avoir. On ne sait jamais en effet ce qu'il y a sous une embarrure, car à côté de la compression directe qu'elle peut exercer sur le cortex, il arrive souvent que sa production ait entraîné la rupture soit d'un sinus veineux, soit d'une branche de la méningée, accidents qui tous réclament une intervention immédiate, sans oublier la porte qu'elle ouvre à l'infection vers la méningée.

A. — Plaies non pénétrantes.

Au nombre de 63, elles sont, d'après la définition que nous venons de donner, d'un pronostic très favorable. Leur nombre est relativement plus élevé que celui des plaies pénétrantes, et il est hors de doute, qu'il faut faire intervenir ici comme facteur de préservation de la boîte crânienne le rôle du casque. Si nous retranchons de notre statistique le chiffre peu élevé de sillons tangentiels du cuir chevelu par balle, où le rôle préservatif du casque peut être discuté, il n'en est pas moins vrai que nous avons vu extraire des autres plaies des éclats incrustés soit dans l'épaisseur du cuir chevelu, soit dans la table externe, qui auraient sûrement provoqué une lésion pénétrante, si leur force vive n'avait pas été amortie par la résistance du casque. Et si nous considérons les éclats d'obus trouvés dans l'intérieur du casque sans que le crâne ait été touché, et ceux qui, grâce à la forme sphérique du casque ont ricoché contre ses parois sans les traverser, nous sommes en droit de conclure que la pathologie du crâne a heureusement évolué pendant la guerre, du jour où l'emploi du casque a été vulgarisé.

Diagnostic. — Le diagnostic des plaies non pénétrantes du crâne est parfois aisé, mais il ne faut pas oublier que dans certains cas il est fort difficile. Tout le monde a vu des plaies non pénétrantes du crâne accompagnées de violente commotion cérébrale en imposer pour une plaie pénétrante; et en revanche, les cas ne sont pas rares, où certains blessés du cerveau accusent des symptômes excessivement légers, qui pourraient au premier abord faire prendre leur plaie crânienne pour une plaie bénigne et banale. De ces fait-là il résulte que le diagnostic de pénétration ne peut-être fait dans certains cas que le bistouri en main et nous ajouterons que pour ne pas se livrer à certaines erreurs regrettables, il doit être fait, de parti-pris, toujours de cette façon.

L'examen de l'intégrité de la boîte osseuse à la sonde cannelée ne nous paraît pas suffisant.

Il est aveugle et risque de laisser échapper des lésions paraissant minimes. D'ailleurs, il arrive souvent qu'en raison du trajet oblique suivi dans le cuir chevelu par les éclats d'obus, le foyer de fracture soit assez éloigné de l'orifice d'entrée du projectile. C'est pour ces raisons que nous le proscrivons et que nous faisons chaque fois l'excision en quartier d'orange de la région contuse qui ne fait courir aucun risque à l'opéré, et qui tout en étant un moyen certain de diagnostic, a été souvent aussi, le premier temps d'une trépanation que l'on ne s'attendait pas à pratiquer.

Traitement. — Le blessé qui a été préalablement nettoyé et rasé, bien au-delà des limites de la plaie, est transporté à la salle d'opérations, où l'on se conten-

tera, au moment de l'intervention, de badigeonner
à la teinture d'iode la région à opérer. Le chloroforme est l'anesthésique que nous avons toujours
employé dans les plaies du crâne, en raison de la
difficulté à utiliser les différents masques à éther dans
les plaies de cette région. Il nous est arrivé parfois
d'utiliser le kélène en inhalations et ce serait le procédé de choix pour une opération de courte durée; si
nous l'avons abandonné c'est en raison des surprises
que l'on a souvent quand on fait l'exploration directe
du crâne.

Après excision en quartier d'orange de la plaie contuse, ou simple excision de ses bords souillés et contus
si la plaie est linéaire, l'hémostase est rapidement
faite au moyen de pinces de Doyen, qui nous paraissent être les plus commodes pour pincer les vaisseaux
du cuir chevelu quand on ne possède pas de pinces
en T. On fait l'incision au bistouri du périoste, et
on fait à la rugine le décollement de ce périoste. On
a alors sous les yeux la table externe, et il est facile de
refermer si elle est intacte. Parfois elle présente une
lésion soit en coup d'ongle soit en coup de poinçon.
Dans ces cas-là nous avons vu chaque fois le chirurgien trépaner au marteau et à la gouge la table
externe, et ne s'arrêter que quand il se rendait compte
que la lésion osseuse ne s'étendait pas à la table interne. Bien souvent d'ailleurs il lui est arrivé de tomber sur une embarrure, que la lésion de la table externe
ne pouvait laisser soupçonner. A ce propos-là, nous
dirons qu'un signe nous a rarement trompés sur l'intégrité ou la lésion de la vitrée. Quand cette dernière

est intacte, l'exploration de la table externe, au maillet et à la gouge ne s'accompagne que d'une hémorragie insignifiante, lorsque la lésion est dépassée et que l'on opère en tissu sain. Au contraire quand la vitrée est touchée, l'hémorragie est abondante et le tissu osseux est infiltré de sang dans toute son épaisseur. On est à peu près sûr dans ces conditions de tomber sur une embarrure.

Le chirurgien ayant dès ce moment la certitude, que la plaie n'est pas pénétrante, celle-ci est fermée au fil de bronze, de préférence au crin, car ce dernier est moins solide, et ne permet pas toujours un affrontement suffisant des lèvres de la plaie. L'hémostase se produit du fait même de la suture. Les fils sont enlevés le huitième jour.

Telle est la technique que nous avons utilisée dans toutes les plaies dites non pénétrantes du crâne. Elle a l'inconvénient d'être inutile dans beaucoup de cas, mais son inocuité est telle que nous croyons pouvoir l'employer de parti-pris. Elle a le grand avantage de permettre au chirurgien d'y voir clair, de faire un diagnostic sûr et une thérapeutique appropriée.

Il est inutile de publier les résultats opératoires d'une intervention si anodine. Nous n'avons en qu'un décès chez un blessé présentant en même temps de vastes plaies au niveau des membres qui ont évolué vers la gangrène gazeuse.

B. — Plaies pénétrantes

Nous avons observé 44 plaies pénétrantes du crâne; le sixième environ par balle, les autres par éclats d'obus, de grenades, de torpilles ou par schrapnell.

Plaies pénétrantes par balle 7
Eclats d'obus ou autres agents vulnérants .. 37

Sur ce total de 44 blessés, nous n'en avons eu à traiter que 36. Les 8 autres ont été reçus à l'ambulance dans un état tel, que l'on s'est contenté de nettoyer très sérieusement leurs plaies, d'enlever au ciseau les parties les plus souillées et d'appliquer un pansement. Ils sont tous morts d'ailleurs dans les quelques heures qui ont suivi leur entrée dans la formation sanitaire. Il s'agissait chaque fois de grosses plaies du crâne avec volumineuse perte de substance cérébrale et osseuse, contre lesquelles on ne pouvait rien tenter.

Technique. — La plupart des crânes pénétrants entrés à l'ambulance ont été opérés presque immédiatement après leur arrivée, et dans les huit heures qui ont suivi leur blessure. Certains, malgré tout, en raison de leur état particulièrement grave qui avait fait écarter l'idée d'intervention, ont pu être opérés tardivement grâce à un traitement approprié (sérum, caféine, huile camphrée, etc.), qui les a mis en mesure de supporter l'intervention.

Notre traitement général s'est toujours inspiré des

règles suivantes dont nous ne nous sommes jamais écarté :

1° Jamais de lambeau cutané, ni de volet ostéocutané, mais dans tous les cas, excision des tissus contus en quartier d'orange. Nous en donnerons plus loin les motifs. Hémostase avec pinces de Doyen;

2° Trépanation à la gouge et au marteau de la région osseuse traumatisée, esquillectomie, régularisation parfaite de la face interne du crâne au niveau de la blessure, au moyen de la pince-gouge, jusqu'en tissu sain;

3° Nettoyage du foyer de contusion cérébrale au moyen de tampons imbibés de Dakin, et libération à la curette de la matière cérébrale contuse, et des esquilles qu'elle contient;

4° Hémostase des vaisseaux tels que les méningées ou les sinus veineux;

5° Extraction du projectile chaque fois que cela est possible;

6° Mise en place d'une mèche imbibée de Dakin au niveau du foyer de contusion cérébrale;

7° Suture partielle chaque fois que cela est possible, au fil de bronze.

Voilà la technique qui a été employée en général. Nous allons voir maintenant comment nous l'avons appliquée à chacune des catégories de plaies pénétrantes que nous allons envisager.

a) *Plaies pénétrantes sans ouverture de la dure-mère.* — Après incision du cuir chevelu comme nous venons de l'indiquer, rugination de la table externe et hémostase rapide des tranches cutanées qui saignent, le chi rurgien fait la trépanation à la gouge et au maillet, là où la table externe est fracturée. Il enlèvera soi- gneusement les esquilles avec une pince si la boîte crânienne est perforée dans toute son épaisseur. S'il découvre la présence d'une embarrure, il essayera de la dégager en agrandissant à la pince-gouge l'orifice de trépanation. Lorsque l'embarrure peut être saisie, on l'enlève prudemment, pour ne pas ouvrir la dure- mère, et on explore avec le bout d'une sonde cannelée qui a été recourbée, la paroi interne du crâne en glis- sant le bout de la sonde entre cette dernière et la mé- ninge. Il est rare que cette manœuvre ne ramène pas quelques esquilles. Quand on est sûr qu'il n'en reste plus, on régularise à la pince-gouge toute la tranche osseuse et on abat toutes les pointes d'os. La dure- mère est alors explorée, elle est saine et on perçoit nettement au doigt les battements du cerveau. On bourre la cavité ainsi faite avec une mèche imbibée de Dakin et on suture comlplètement en laissant un espace entre deux fils par où peut s'échapper la mèche. Les plaies pénétrantes du crâne n'intéressant pas la méninge ont habituellement un pronostic bénin. Les malades s'améliorent rapidement dès que l'embarrure est enlevée. Cependant nous devons signaler que les plaies de cette catégorie nous ont donné un décès (obs. XV) consécutif à des crises subintrantes d'épilep- sie jacksonienne. Il est probable qu'il devait exister sous la dure-mère intacte, une zone de contusion céré- brale répondant à la zone rolandique et qui n'avait pas été soupçonnée à cause de l'intégrité de la méninge.

b) *Plaies unipolaires.* — Ces plaies sont de deux sortes : ou bien il existe une lésion osseuse avec ouverture de la méninge et inclusion ou non du projectile dans le foyer d'attrition : ce sont des plaies pénétrantes superficielles. Ou bien le projectile a perforé la paroi crânienne et est allé se loger dans un point quelconque de la matière cérébrale que l'on ne peut deviner, à moins d'un examen radioscopique ou d'une lésion d'une partie spécialisée du cortex.

Dans le premier cas, nous nous bornons, après avoir réséqué le cuir chevelu contus, à régulariser à la pince-gouge l'orifice d'entrée, à le débarrasser de ses esquilles et du projectile qui s'y trouve, à enlever au ciseau les parties de la dure-mère qui sont souillées, à déterger avec des tampons imbibés de Dakin la région cérébrale contuse, et à placer une mèche au niveau de la plaie, mèche qui jouera un rôle protecteur en même temps qu'un rôle hémostatique. Si la plaie est par trop souillée, elle est recouverte simplement d'un pansement aseptique; sinon, elle est réunie partiellement au fil de bronze.

Dans le deuxième cas, le projectile est en pleine substance cérébrale à 7 ou 8 centimètres et quelquefois plus de l'orifice d'entrée. L'intervention est la même que dans le cas précédent. Elle se complique en plus de l'extraction du projectile. Dans certains cas, en introduisant une mèche dans le trajet, il a été possible au chirurgien de ramener le projectile en même temps que de la matière cérébrale contuse et des esquilles. Si le projectile ne vient pas de cette façon-là, et si ses dimensions sont trop restreintes (obs. XI), on le laisse en place.

Cependant à la suite d'une localisation radioscopique précisée, il est arrivé à M. le Médecin-Major Spick, d'extraire un projectile qui, ayant pénétré dans la région frontale médiane, était allé se loger dans l'hémisphère cérébral gauche, au niveau du lobe temporal (obs. VIII). Après trépanation à l'endroit indiqué par le radiographe, le temporal fut trépané, la dure-mère ouverte, et le projectile retiré à l'électro-aimant. C'est la seule fois que nous ayons eu l'occasion de nous servir de cet appareil. Les suites opératoires furent excellentes.

Quoi qu'il en soit, que le projectile soit extrait ou non, après avoir régularisé la brèche osseuse, et détergé la zone de contusion cérébrale, nous enfonçons dans le trajet une mèche imbibée de Dakin. Il est rare qu'elle ne ramène pas d'esquilles ou de caillots.

Nous la remplaçons ensuite par une mèche que nous laissons à demeure. Le plus souvent nous faisons une suture partielle.

c) *Plaies bipolaires.* — Ce sont des plaies qui sont peut-être très fréquentes, mais qu'en revanche on ne voit que très rarement à l'ambulance, à cause de leur gravité extrême qui tue le blessé avant qu'on ne lui donne des soins. Nous en avons observé un seul cas, par balle (obs. IX) qui a pu être évacué dans de très bonnes conditions de guérison, après des suites opératoires très heureuses. Le traitement pour l'orifice d'entrée et pour celui de sortie, pris séparément, n'a

rien de spécial et est identique à celui des plaies unipolaires sans rétention de projectile.

  d) *Plaies concomittantes du sinus frontal.* — Nous
en avons observé un assez grand nombre. Souvent le
sinus frontal est effondré, mais la méninge intacte
offre une barrière à l'infection. Ce sont les cas les
plus favorables. Nous avons aussi eu des cas avec
méninge ouverte (obs. II, V, XII) et des résultats heu-
reux. L'essentiel dans ces cas-là est, après avoir minu-
tieusement nettoyé la région contuse, de faire un tamponnement serré du sinus frontal, qui l'isole hermé-
tiquement de la cavité méningée. Il ne faut pas avoir
peur de laisser la mèche aussi longtemps que la brèche méningée n'est pas comblée. La plaie cérébrale
se traite comme si elle était isolée et comme nous
l'avons dit plus haut.

  e) *Plaie avec lésion de la méningée et des sinus veineux.* — Les hémorragies de la méningée moyenne
sont faciles à deviner lorsque le chirurgien opère dans
la région qu'elle vascularise.

  Habituellement on trouve un gros caillot qui, une
fois enlevé, permet à l'hémorragie de se reproduire.
Il est possible, dans certains cas, de prendre avec des
pinces les deux bouts de l'artère sectionnée ou d'une de
ses branches (obs. IX) et de placer une ligature. Lorsque, au contraire, la méningée est intéressée dans la
région où elle est en rapport intime avec la vitrée,
il est impossible de la lier, à moins d'abraser à la pince-

gouge la paroi crânienne et de libérer ainsi sur un certain trajet le vaisseau qui saigne. Nous n'avons jamais utilisé ce procédé, nous nous en sommes toujours tenu au tamponnement qui nous a toujours suffi (obs. VII). C'est de cette façon-là que nous sommes toujours venu à bout·de l'hémorragie des sinus veineux dure-mériens, dont l'hémorragie n'a jamais résisté à un tamponnement bien serré (obs. X).

Telle est la technique que nous avons toujours vu employer. Elle écarte par principe le volet ostéocutané qui nous a paru inutile. Ce volet a pour but de permettre au chirurgien de se donner un jour très grand, mais nous estimons que la régularisation à la pince-gouge de l'orifice crânien donne un jour·suffisant et ne complique pas l'intervention d'un temps qui nous paraît inutile.

C'est parce que l'excision en quartier d'orange de la partie contuse du cuir chevelu nous donne aussi un jour suffisant que nous l'avons préférée au lambeau cutané. Si au premier abord, elle paraît ne pas donner assez de jour, rien n'empêche le chirurgien de décoller à la rugine le cuir chevelu de la table externe, et de récliner avec des écarteurs les deux lèvres de la plaie, ou même au besoin d'agrandir les deux extrémités de l'incision. Dans les cas où, malgré tout, le jour ne serait pas suffisant, on peut faire une incision cruciale que l'on fait passer par la première incision. C'est certainement un pis-aller qui nous paraît valoir moins que le lambeau, mais il est exceptionnel que l'on soit obligé d'en arriver là, puisque, pour notre propre compte, nous ne l'avons vu em-

ployer qu'une seule fois sur toutes les interventions
que nous avons vu faire.

En outre nous dirons que le lambeau ne supprime
pas l'excision en quartier d'orange de l'orifice d'entrée
qu'il faut régulariser et nettoyer. Enfin cette excision
est, comme nous l'avons vu, le meilleur procédé de
diagnostic des plaies du crâne. Nous jugeons qu'elle
est le premier temps nécessaire d'une intervention
crânienne et qu'il est inutile de la compliquer d'un
lambeau cutané.

L'utilisation du marteau et de la gouge, au lieu
du trépan, nous paraît préférable à ce dernier quand
il s'agit de trépaner une région où existe déjà un
enfoncement, aussi léger soit-il, de la voûte crânienne.
Manié habilement, le maillet est aussi rapide que le
trépan et n'est pas traumatisant pour le blessé. C'est
d'ailleurs le seul reproche qu'on lui adresse et il ne
nous paraît pas justifié. De plus, il n'a pas comme
le trépan, l'inconvénient d'appuyer contre une voûte
crânienne peu résistante qui doit être trépanée avec
tous les ménagements. Dans les cas où la voûte est
intacte, le trépan doit reprendre tous ses droits. Enfin
nous ajouterons, au sujet de l'orifice de trépanation,
que nous l'avons fait toujours le plus petit possible,
de façon à éviter dans la mesure du possible la hernie
cérébrale.

Soins post-opératoires. — Le pansement d'un blessé
du crâne est refait le lendemain même de l'intervention, cela en raison de l'hémorragie qui se produit
dans les plaies du crâne même les mieux suturées. Un

suintement plus ou moins abondant souille les compresses et il est de toute nécessité de les changer. Nous nous bornons donc, dès le lendemain, à enlever les gazes et nous les remplaçons par d'autres imbibées de Dakin. Si la plaie n'est pas trop étendue, si la perte de substance n'est pas trop considérable, nous nous en tenons à un pansement revu tous les deux ou trois jours, à la condition toutefois que la température ne nous oblige à le refaire.

Dans les cas de plaies assez vastes, nous changeons tous les jours les pansements, en imbibant les gazes de liquide de Dakin et même nous avons, dans certains cas, installé des tubes de Carrel et fait des instillations continues de Dakin et cela avec de très beaux résultats.

Nous laissons les mèches pendant un temps variable. Celles qui sont destinées à arrêter une hémorragie soit de la méningée, soit des sinus veineux, sont laissées en place quatre jours et retirées très prudemment, surtout quand il s'agit des sinus. La plupart du temps, on enlève la mèche sans risquer de voir l'hémorragie se reproduire. Les mèches destinées à séparer la substance cérébrale d'un sinus frontal ouvert, sont laissées au moins dix jours. Il faut laisser à la méninge le temps de se réparer et d'assurer une barrière contre l'infection. Enfin les mèches enfoncées dans la substance cérébrale sont laissées cinq à six jours. Elles sont retirées au bout de ce temps-là, et remplacées par d'autres imbibées de Dakin que l'on enfonce tous les jours moins profondément jusqu'au moment où l'on panse à plat.

Les fils de bronze sont retirés le huitième jour. Les malades sont évacués vers le quinzième jour, quand la dure-mère n'a pas été touchée, et au bout de trois semaines à un mois dans les autres cas. Il va de soi de penser qu'ils ont toujours été évacués couchés, en automobile et à faible distance (26 kilomètres).

Résultats obtenus. — Sur quarante-quatre plaies pénétrantes traitées nous avons eu quinze décès et vingt-neuf succès. Si nous en retranchons les huit blessés entrés dans un tel état de gravité que toute thérapeutique chirurgicale aurait été inutile, il nous reste seulement sept décès après intervention. Un est mort d'abcès du cerveau, le vingt-deuxième jour après l'opération; les six autres sont morts soit de méningite, soit d'encéphalite aiguë dans les quatre et huit jours qui ont suivi l'intervention. Une seule méningite survenue le dixième jour (obs. VI) a heureusement évolué par le chloral, le bromure à hautes doses, les ponctions lombaires quotidiennes et abondantes et les injections intra-rachidiennes de collargol.

Nous avons eu deux hernies cérébrales de volume moyen (obs. III et VII) facilement réduites par des attouchements répétés au formol et pansements compressifs. Nous n'avons pas été obligé de recourir à l'agrandissement de l'orifice de trépanation crânienne.

Si l'on veut établir un pourcentage, nous voyons que la mortalité globale des plaies pénétrantes du crâne est de 34 %, et la mortalité opératoire de 18,2 %.

Au premier abord, ces résultats paraissent séduisants, mais il ne faut pas oublier que le blessé du crâne évacué de l'ambulance dans un état qui permettrait les meilleurs espoirs, n'est pas un blessé guéri, qu'il peut succomber, de longs mois après l'intervention qui paraissait l'avoir guéri, aux séquelles des plaies du cerveau.

OBSERVATIONS

OBSERVATION I. — G... P..., 3e bataillon d'Afrique. Blessé le 17 avril 1917 à 4 heures du matin. Opéré à 10 heures. Plaie tangentielle du crâne par balle. Orifice d'entrée : région sus-orbitaire gauche. Orifice de sortie : région temporale gauche avec large éclatement de la région temrale et section du pavillon de l'oreille. Etat général : satisfaisant. Débridement du trajet avec excision des parties contuses et souillées et mise à plat. Esquillectomie de l'apophyse orbitaire externe. Ligature de l'artère temporale. Esquillectomie et trépanation d'une fracture de la fosse temporale. La dure mère paraît saine. Ligature de la méningée moyenne, après extraction d'un caillot susdural. Pansement au Dakin intermittent. Suites opératoires sans élévation de température. Suture secondaire de la plaie le 10e jour par des fils de bronze. Evacué le 17 mai 1917.

OBSERVATION II. — P... L..., 4e tirailleurs. Blessé le 18 avril 1917 à 8 heures du matin. Opéré à 15 heures. Etat

général satisfaisant. Plaie pénétrante de la région frontale par balle. Fracture comminutive du frontal. Excision de la zone contuse en quartier d'orange. Rétention du projectile dans le foyer de fracture. Extraction. Écoulement de matière cérébrale par une large ouverture de la dure-mère. Le sinus frontal est également ouvert. Agrandissement à la pince-gouge du foyer de fracture, régularisation de ses bords. Ablation d'esquiles. Nettoyage à la curette du foyer de contusion cérébrale. Tamponnement du sinus frontal que l'on isole du foyer cérébral. Mèche au Dakin dans le foyer de contusion. Pansement à plat.
Evolution apyrétique, la température tombant à 37° le troisième jour après l'opération. Le sixième jour, la mèche intra-cérébrale est enlevée. On retire la mèche du sinus le dixième jour. Le malade est évacué le 17 mai, la plaie étant cicatrisée.

OBSERVATION III. K... A..., 5ᵉ tirailleurs. Blessé le 18 avril, à 9 heures du matin. Opéré à 16 heures. Obnubilation mentale très marquée. Vomissements alimentaires. Plaie tangentielle de la région occipitale par balle avec fracture esquilleuse et issue abondante de matière cérébrale. Excision des tissus contus en quartier d'orange. Agrandissement à la pince-gouge de l'orifice de pénétration crânienne qui a les dimensions d'une pièce de cinq francs. Ablation à la curette d'esquilles projetées dans la matière cérébrale. Pansement à plat au Dakin.
La température se maintient au-dessus de 38° pendant les six premiers jours. Le septième jour, apparition d'une hernie cérébrale de volume moyen. Pansement quotidien compressif au Dakin. La hernie diminue rapidement pour disparaître vers le douzième jour. La température redevient normale et le blessé est évacué en très bonne voie de guérison le 18 mai.

OBSERVATION IV. — M... L..., 3ᵉ bataillon d'Afrique.
Blessé le 19 avril, à 5 heures du matin. Opéré à 11 heures. Plaie pénétrante de la région fronto-pariétale par
balle. Déchirure de la dure-mère. Contusion du cortex.
Excision du cuir chevelu en quartier d'orange. Enfoncement de la table externe qui est trépanée à la gouge et au
marteau et ablation d'une embarrure. Nettoyage de la
dure-mère et du foyer cérébral. Mèche de Dakin au contact. Suture partielle au fil de bronze. Evolution normale
et apyrétique pendant les quatre premiers jours. Crises
d'épilepsie Jacksonienne les cinquième et sixième jours,
localisées aux muscles de la face et du cou. Ponction lombaire. Administration de bromure de potassium. Les crises
disparaissent. La plaie tend à se refermer spontanément.
Pansement tous les trois jours avec compresses imbibées
de Dakin. Evacué le 17 mai.

OBSERVATION V. — M... J..., 41ᵉ d'infanterie. Blessé
le 25 avril à 16 heures. Opéré à 22 heures. Plaie contuse
de la région frontale gauche, par éclat d'obus au-dessus
de l'arcade sourcilière. Incision dans la direction du trajet avec abrasion de ses bords et des tissus contus. Agrandissement à la pince-gouge de l'orifice et ablation d'une
embarrure. Ouverture simultanée du sinus frontal gauche
et de la cavité orbitaire. La dure-mère est simplement
éraillée. Tamponnement du sinus frontal. Mèche au Dakin
au contact de la dure-mère. Suture partielle au fil de
bronze.

Evolution absolument apyrétique. La mèche de la dure-
mère est retirée le quatrième jour. Celle qui obture le
sinus frontal, le septième jour. Les points sont enlevés
le huitième. La réunion est à peu près totale le 18 mai,
jour où le malade est évacué.

OBSERVATION VI. — V... P..., 115e d'infanterie. Blessé le 7 mai à 5 heures du matin. Opéré à 13 heures. Légère obnubilation mentale. Fracture de la voûte du crâne, région pariétale droite par balle de schrapnnell. Parésie du membre supérieur gauche. Excision en quartier d'orange. Enfoncement de la voûte du crâne. Esquillectomie et extraction d'une embarrure sous laquelle la dure-mère est déchirée. Foyer de contusion cérébrale. Régularisation de l'orifice de pénétration. Ebarbage des bords contus de la dure-mère. Mèche au contact du cerveau, imbibée de Dakin. Suture partielle.

Evolution normale dans les premiers jours. Température : aux environs de 37°4. Le dixième jour, ascension brusque de la température : 40°5. Raideur de la nuque. Vomissements et céphalée. Ponctions lombaires. Liquide céphalo-rachidien légèrement louche. Injection intra-rachidienne quotidienne de collargol. Le seizième jour, la température descend à 39°. A partir de ce moment, descente en lysis. Evacué le 3 juin 1917.

OBSERVATION VII. — D... D..., 7e d'infanterie. Blessé le 13 mai à 14 heures. Arrivé à l'ambulance à 19 heures. Etat comateux, pouls filant, vomissements. On relève son état général et on opère le lendemain 14, à 10 heures du matin. Plaie pénétrante par éclat d'obus de la région temporale droite avec fracture comminutive. Déchirure de la méningée et issue abondante de matière cérébrale. Plaie contuse de l'angle palpébral externe droit avec perte de l'œil.

Débridement et esquillectomie. On régularise l'orifice de pénétration crânienne dont les dimensions dépassent celles d'une pièce de cinq francs. Nettoyage du foyer de fracture. Tamponnement de la méningée moyenne. Pansement au Dakin intermittent. L'état comateux persiste pendant quelques jours. Le pouls est lent et petit. Apparition d'une hernie cérébrale volumineuse le cinquième jour traitée par la compression et qui est complètement réduite vers le seizième. La température élevée dans les premiers jours (38°5 à 39°5), diminue progressivement pour atteindre 37° vers le dix-huitième jour. Le blessé finit par sortir petit à petit de son état de torpeur et peut être évacué en bon état le 15 juin.

OBSERVATION VIII. — A... L..., 13e° d'infanterie. Blessé le 27 mai à 8 heures du matin. Amené à l'ambulance dans un état de torpeur assez marqué. Opéré à 18 heures. Plaie pénétrante du crâne, région frontale médiane, par éclat d'obus. L'éclat repéré sous l'écran est retenu dans l'hémisphère cérébral gauche au niveau du lobe temporal à 6 millimètres de profondeur. Dimensions : 5^{mm}/5^{mm}. Trépanation de l'orifice d'entrée avec ouverture du sinus frontal gauche qui est obturé par une mèche bien tassée. Trépanation de la fosse temporale gauche au-dessus de l'oreille dans la région indiquée par le repère radioscopique. Ouverture de la dure-mère. Extraction de l'éclat, au moyen de l'électro-aimant. Suture de la section cutanée. On laisse une mèche imbibée de Dakin en contact avec le cerveau.

Évolution absolument apyrétique. Le malade s'est complètement relevé de son état de torpeur au bout du troisième jour. Le cinquième jour, on enlève la mèche cérébrale, le dixième celle du sinus frontal. Le malade est évacué le 11 juin avec sa plaie de la région frontale presque cicatrisée et celle de la région temporale complètement réunie.

OBSERVATION IX. — Adjudant-chef L..., 246° d'infanterie. Blessé le 15 juin 1917 à 4 heures du matin. Opéré à 10 heures du matin. Aphasie complète et état général mauvais. Fracture bi-polaire du crâne par balle. Orifice d'entrée : région pariéto-occipitale gauche, orifice de sortie : région frontale gauche. Incision en quartier d'orange, agrandissement de l'orifice d'entrée à la pince-gouge. Extraction des esquilles et de matière cérébrale contuse. Mèche de Dakin enfoncée profondément. Ligature d'une branche de la méningée. Suture partielle. Débridement et épluchage de l'orifice de sortie. Large esquillectomie. Mèche de Dakin. Suture partielle.

Température ne dépassant pas 38°5 les deux jours après l'opération et tombant ensuite au-dessous de 37°5. L'état général s'améliore rapidement mais l'aphasie persiste sans que l'intelligence paraisse diminuer. Les fils sont enlevés le neuvième jour. Le malade est évacué le 25 juin.

OBSERVATION X. — C... E..., 83ᵉ d'infanterie. Blessé le 19 avril à 2 heures du matin. Opéré à 10 heures. Plaie contuse de la région pariéto-occipitale droite par éclat d'obus. Excision des tissus contus. Exploration du crâne qui montre une fissure étoilée de la voûte crânienne s'irradiant vers la base. Trépanation. Mise à nu de la dure-mère qui paraît saine et qui est recouverte d'un gros caillot qui libéré, montre une lésion du sinus latéral. Tamponnement.

Suites opératoires normales sans élévation de température. La mèche au contact du sinus est enlevée le sixième jour. On panse à partir de ce moment-là la plaie au Dakin. Le malade est évacué en très bon état le 2 mai 1917.

OBSERVATION XI. — L... M..., du 1ᵉʳ zouaves. Blessé le 21 mai à 8 heures du matin. Opéré à 14 heures. Légère obnubilation. Plaie pénétrante de la région frontale droite par éclat d'obus. La radioscopie montre que le projectile de petites dimensions $5^{mm}/5^{mm}$ est inclus dans le lobe frontal à 7 centimètres de profondeur. Débridement. Agrandissement à la pince-gouge de l'orifice de pénétration crânienne. Esquillectomie. Exploration à la curette du trajet. On ramène de la matière cérébrale, mais le projectile ne peut être extrait. Mèche profonde au Dakin. Suture partielle. Température de 38 à 39° les deux premiers jours. Chute en lysis avec récupération des facultés intellectuelles. La mèche est enlevée le sixième jour et enfoncée moins profondément. Le neuvième jour on enlève les points. Le dixième jour on fait un pansement à plat. Le malade est évacué le 10 juin dans de très bonnes conditions.

OBSERVATION XII. — Sous-Lieutenant D..., 41ᵉ d'infanterie. Blessé le 3 mai à 4 heures du matin. Opéré à 10 heures. État général mauvais. Obnubilation mentale avec légère surexcitation. Plaie pénétrante du frontal avec rétention de l'éclat dans l'os (région sus-orbitaire gauche). Débridement et extraction de l'éclat. Trépanation à la pince-gouge. Ouverture du sinus frontal. Ablation d'une embarrure pénétrante du crâne. Exploration de la dure-mère qui est éraillée et laisse filtrer la matière cérébrale. Tamponnement serré du sinus. Pansement à plat, au Dakin. La température reste élevée pendant les huit premiers jours, jusqu'aux environs de 40°. Délire violent nécessitant la mise de la camisole de force. Injection de morphine. Lavement au chloral. Diminution des phénomènes d'excitation cérébrale qui disparaissent le dixième jour. Chute en lysis de la température. Pansement quotidien au Dakin. La plaie cérébrale laisse échapper, pendant quelque temps du liquide céphalo-rachidien. Le quatorzième jour la dure-mère paraît obturée et on relève la mèche du sinus. Suites normales. Évacué le 26 mai.

OBSERVATION XIII. — B... M..., 7ᵉ d'infanterie. Blessé le 1ᵉʳ mai, à 10 heures du matin. Opéré à 18 heures,

Plaie pénétrante du crâne, région frontale, par éclat
d'obus. Résection en quartier d'orange. Extraction de
débris métalliques. Trépanation à la pince-gouge. Extraction à la curette des esquilles enfoncées dans la dure-mère
qui est ouverte. Mèche de Dakin au contact. Suture partielle.

Évolution apyrétique. La mèche est retirée le septième
jour. La plaie est fermée le quinzième. Le blessé est évacué
le 21 mai en très bon état.

OBSERVATION XIV. — G... E..., Compagnie du génie
18/31. Blessé le 1ᵉ juin à 20 heures. Arrivé à l'ambulance
dans un état de shock très marqué. Pouls petit. L'intervention est remise au lendemain 2 mai. Le malade est
aphasique. Opéré le 2 à 10 heures du matin. Plaie contuse
du front par éclat d'obus avec large enfoncement du frontal et fracture de la base du crâne. Projection d'esquilles
dans la cavité crânienne et issue de matière cérébrale.
Débridement et ablation du cuir chevelu contus. Agrandissement du foyer de trépanation. Excision de la dure-
mère contuse. Mèche au contact. Suture partielle.

Le lendemain de l'opération, le malade se remet de son
état de torpeur. Pas de température. L'aphasie persiste
pendant les huit premiers jours, puis elle s'atténue, per-
mettant au blessé de bien se faire comprendre au moment
de son évacuation. Les fils sont enlevés le neuvième jour.
Le malade est évacué le vingt-quatrième jour après l'intervention.

OBSERVATION XV. — R... M..., 3ᵉ mixte zouaves.
Blessé le 18 avril à 6 heures du matin. Opéré le jour
même à 14 heures. Shock très marqué. Large plaie contuse du cuir chevelu, région pariétale, avec enfoncement
de la table externe, par éclat d'obus. Excision des tissus

contus. Trépanation. Esquillectomie. Exploration de la
dure-mère qui paraît saine et qui bat. Suture partielle.
Mèche au contact. Le malade ne se relève pas de son état
de torpeur. Le lendemain de l'intervention, il fait une
crise d'épilepsie Jacksonienne qui se généralise. Morphine,
bromure, ponction lombaire qui ne donne rien d'anor-
mal. Les crises se répètent tous les jours, deviènnent subintrantes et le malade meurt dans le coma le 26 avril.

CHAPITRE III

Chirurgie de la Poitrine

Nous ne diviserons pas l'étude des plaies de poitrine en plaies non pénétrantes et en plaies pénétrantes. Si pour la tête et le ventre, la plaie pariétale simple a une grande importance, à cause de la difficulté parfois grande qu'il y a de la différencier de la plaie viscérale, il n'en est pas de même de la plaie de poitrine. La symptomatologie des plaies pénétrantes du thorax est tellement riche que l'on peut affirmer sans courir gros risque de se tromper, en présence d'une lésion du thorax, qu'elle est ou non viscérale. L'erreur que l'on peut commettre à la rigueur est de prendre une plaie pénétrante à thorax fermé et sans symptômes physiques ou fonctionnels apparents pour une plaie pariétale simple. Les conséquences d'une telle méprise sont peu graves puisque l'abstention est la façon la plus rationnelle de traiter ces thorax fermés qui ne réclament aucun acte chirurgical.

Nous nous bornerons donc dans ce chapitre à étudier les seules plaies pénétrantes de poitrine, en les divisant en deux grandes catégories : 1° plaies pénétrantes à thorax fermé; 2° plaies pénétrantes à thorax

ouvert. Nous en avons en tout observé 46 cas dont la
répartition est la suivante :

Plaies de poitrine fermées 24
Plaies de poitrine ouvertes 22

Nous allons les passer en revue dans deux paragraphes distincts.

A. — Plaies de Poitrine fermées.

Sur 24 plaies traitées, 13 ont été produites par éclats
d'obus, et 11 par balle. D'après le trajet du projectile,
on peut diviser ces différentes plaies en : 1° plaies
par transfixion; 2° plaies avec projectile retenu à l'intérieur de la cage thoracique; 3° plaies avec trajet
abdominal, le projectile étant retenu dans la poitrine
après trajet abdominal, ou dans l'abdomen après trajet thoracique. On donne à ces plaies le nom de thoraco-abdominales.

1° **Plaies transfixiantes.** — Toutes celles que nous
avons observées ont été produites par balle. Cela ne
doit pas nous surprendre si nous considérons que pour
traverser de part en part un thorax, il faut un projectile doué d'une force vive assez considérable. La balle
est ce projectile par excellence, alors qu'au contraire
l'éclat d'obus s'arrête généralement dans les tissus.

La notion d'un thorax fermé par transfixion implique habituellement celle de bénignité ou d'extrême

gravité. Or, les cas appartenant à cette dernière catégorie ne sont pas observés dans les ambulances même
rapprochées du front. Ce sont ceux où la balle dans
son trajet thoracique a touché un gros vaisseau du
hile du poumon, ou un des organes du médiastin :
les blessés ainsi atteints meurent rapidement. Dans la
très grande majorité des cas, on a à faire à des plaies
latérales ayant transfixé le parenchyme pulmonaire.
Leur bénignité tient à l'étroitesse du trajet suivi par
le projectile dans une région où le poumon est peu
vulnérable, et surtout à ce que la balle traverse le
thorax sans entraîner avec elle des débris vestimentaires, essentiellement septiques. Du fait de ce trajet
étroit, il résulte que le poumon a peu de chances de
saigner dans la cavité pleurale. S'il se produit une
hémoptysie, elle est habituellement légère et tardive.
Du fait que la balle passe seule sans rien entraîner
avec elle, il résulte que nous verrons rarement évoluer
chez ces blessés, les complications infectieuses des
plaies pénétrantes de poitrine, et en particulier la septicémie pleuro-pulmonaire qui est de toutes la plus
redoutable. C'est dans ces cas de plaie thoracique du
thorax par balle que l'on peut dire de cette dernière
qu'elle est vraiment **humanitaire**.

La *symptomatologie* de ces plaies se réduit parfois
à rien. On peut constater une dyspnée qui n'est pas
souvent en rapport avec le degré de la lésion, parfois
une légère hémoptysie qui cède assez rapidement au
repos. Très rarement on observe un hémothorax, et
cela pour les raisons que nous avons données plus
haut. Le symptôme le plus fréquent est le shock dans

lequel se présentent à nous ces blessés. Il est parfois
impressionnant, mais il ne devra jamais nous im-
pressionner, lorsque l'examen complet du blessé nous
démontrera qu'il n'est pas dû à une hémorragie.

L'*évolution* de ces plaies est habituellement favorable et aussi rapide. On est souvent surpris, après
deux ou trois jours de traitement, de voir le malade
complètement remonté et ne souffrant plus. Il peut
cependant se produire des complications. La plus fré-
quente est la pneumonie traumatique : c'est également
la plus grave mais, elle est loin d'être au-dessus
des ressources de la thérapeutique,

Le *traitement* que nous avons appliqué a été toujours médical. On s'est toujours abstenu devant de
tels blessés. S'ils sont en état de choc traumatique, on
les remonte par des injections d'huile camphrée, de
strychnine, de sérum artificiel à doses moyennes et
par des boissons chaudes et alcoolisées. On réchauffe
ces blessés et le shock disparaît rapidement. Le blessé
est ensuite immobilisé dans des salles spéciales, sur des
lits assez durs pourvus de dossiers mobiles : on le place
dans le calme, à demi-assis dans son lit, après avoir
entouré son pansement thoracique d'un bandage de
corps ni trop ni trop peu serré, car le but du bandage
de corps est de soulager le malade et non de gêner
encore plus sa respiration.

Enfin pour calmer son anxiété respiratoire, on le
soumet à l'action continue de la morphine pendant
deux ou trois jours à raison de 2 centigrammes par
jour. Si nous constatons la formation d'un hémothorax, ce qui est fort rare, nous le ponctionnerons vers

4

le dixième jour, c'est-à-dire au moment où il aura des chances de ne plus se reproduire. Quant à la pneumonie traumatique, nous la combattrons par les révulsifs, les enveloppements humides du thorax, l'ipéca à doses vomitives et les toni-cardiaques.

Sur 9 cas observés, nous avons eu 8 guérisons. Le seul décès que nous ayons constaté s'est produit par hémorragie quelques heures après l'arrivée du blessé à l'ambulance. Sur les 8 cas guéris, nous avons observé une fois un léger hémothorax qui s'est résorbé sans ponction, et deux cas de pneumonie traumatique qui ont heureusement évolué. Une seule fois nous avons eu à faire à un blessé avec shock assez marqué qui a d'ailleurs facilement cédé sous l'influence du traitement.

2° **Plaies avec projectile retenu.** — Treize cas observés, dont onze par éclat d'obus et deux par balle. Deux fois le projectile est au contact du péricarde (éclat d'obus), trois fois dans la cavité pleurale au contact du sinus costo-diaphragmatique (éclat d'obus), et huit fois le projectile est dans le parenchyme pulmonaire à des distances variables de la paroi (6 fois il s'agit d'éclats d'obus, 2 fois de balles).

Les *symptômes* de pénétration dans les cas de projectile retenu sont habituellement plus marqués que dans les plaies transfixantes, surtout dans les cas de lésion du péricarde; mais nous réservons ces derniers pour la fin de notre paragraphe. La notion de projectile retenu avec poitrine fermée, implique habituellement celle de projectile de volume assez restreint, c'est-à-dire de symptomatologie peu alarmante. Le choc (4 cas sur 13) n'est pas habituellement très intense. La dyspnée n'est pas très caractérisée, le pouls habituellement en dehors de l'état de shock est assez bon. L'hémoptysie se trouve assez fréquemment (7 cas) mais elle ne nous a paru jamais très inquiétante. L'examen du thorax nous a montré trois fois de l'emphysème pariétal s'étendant dans un cas à tout un côté du thorax, et trois fois la présence d'un hémothorax ne dépassant pas la sixième cote.

Il résulte de tout ceci que l'*évolution* des plaies fermées avec projectile retenu est habituellement favorable et tend vers la guérison. Sur 13 cas observés, 7 fois nous avons assisté à une marche clinique que nulle complication n'est venue troubler (obs. I). Dans 6 cas nous avons eu des complications qui toutes les fois ont retardé la guérison de quelques jours, et une seule fois nous avons eu un décès. Les principales complications que nous pouvons observer tiennent : 1° à la reprise de l'hémorragie; 2° à l'infection soit de l'épanchement soit du poumon. Elles seront facilement dépistées, si nous établissons une fois pour toutes, le jour où nous voyons le blessé pour la première fois, la limite supérieure de matité de son hémothorax, et si surtout nous interrogeons tous les jours attentivement son pouls et sa température. Il ne faut pas oublier cependant que la ligne de matité peut s'élever sans qu'il y ait reprise d'hémorragie, car il arrive parfois que c'est simplement une réaction sérieuse qui vient augmenter l'épanchement. Mais nous ne nous y laisserons pas prendre si nous faisons une ponction

exploratrice qui ne ramènera pas que du sang pur,
et surtout, si nous interrogeons le pouls qui à un tel
moment devient plus petit et rapide et la respiration
qui est brusquement angoissante. La température nous
donnera un indice certain de l'apparition des accidents
infectieux. Il ne faut pas oublier d'abord que toute
plaie avec hémothorax s'accompagne de température
dès les premiers jours. Elle est sans valeur pronostique
grave, car cette température est une réaction générale
de l'organisme indiquant la résorption de l'hémothorax.
Quand tout tourne bien, elle baisse progressivement
pour devenir normale au bout de quelques jours. Ce
dont il faut se méfier le plus, car cela nous indiquera
une complication infectieuse certaine, c'est d'une
reprise de la température avec ascension du pouls après
une période d'apyréxie complète. Le facies est alors
fébrile, la dyspnée qui avait disparu gêne de nouveau
le blessé qui perd tout sommeil.

L'action des hypnotiques devient nulle et le symptôme qui alarme le plus le malade est cette insomnie
rebelle. Si dans ces conditions la ponction exploratrice
ne nous montre pas la transformation de l'hémothorax
en empyème, nous pouvons affirmer à coup sûr que le
poumon est pris et que notre blessé est atteint de pneumonie traumatique.

La présence et la nature du projectile, jouent un
grand rôle dans la *pathogénie* de ces accidents infectieux. Il ne faut pas oublier que c'est à des éclats d'obus
que nous avons le plus souvent à faire; inversement à
ce que produit une balle, l'éclat d'obus crée dans le
parenchyme pulmonaire un trajet dilacéré avec une

zone de contusion plus étendue, ce qui peut expliquer
la fréquence relative des hémoptysies et des hémothorax; ensuite cet éclat d'obus est par sa nature et par le
débris qu'il entraîne particulièrement septique, ce qui
peut expliquer les complications infectieuses qu'il provoque.

Quel *traitement* emploierons-nous en présence de
plaies fermées avec projectile retenu? Toujours l'abstention. Nous faisons rentrer dans les cas d'abstention
ceux où nous avons rapidement débridé sans anesthésie
un orifice d'entrée paraissant souillé. Le traitement
médical sera donc de rigueur et comme précédemment
nous mettrons le blessé dans la position demi-assise,
nous l'immobiliserons et nous remonterons son état
général. Si l'hémoptysie est trop forte, on conseille de
transformer le thorax fermé en thorax ouvert de façon
à mettre le poumon au repos par la création d'un
pneumo-thorax. Nous indiquons cette façon de procéder pour mémoire, car nous n'avons jamais eu à
l'employer. L'hémothorax sera respecté. Vouloir l'éva-
cuer au début serait aller au devant d'un échec presque certain car il se reproduirait presque à coup sûr.
Il faut donner à la plaie pulmonaire le temps de se
cicatriser et c'est pour cela que nous ne ferons la
ponction que vers le dixième jour; encore n'évacue-
rons-nous pas l'épanchement en entier. Il suffit de
retirer 330 à 400 centimètres cubes de liquide, le reste
se résorbera spontanément. Tel est le traitement qu'il
suffit d'employer le plus souvent dans les plaies fermées avec projectile retenu.

Si la température et l'examen de l'état général atti-

rent notre attention vers une complication, il faut la
dépister et la traiter énergiquement. Peut-on éviter
dans une certaine mesure l'apparition de ces complications? Nous le croyons. Pour éviter la reprise de l'hémorragie le traitement du début, c'est-à-dire l'immobilisation et la morphine sont d'un très grand secours;
si malgré tout elle se reproduit il est indiqué de faire
une ponction qui soulage le blessé de sa dyspnée, et
qui souvent suffit. Dans les cas où elle persisterait, il
faudrait s'adresser alors à la cause directe de l'hémorragie, et faire une thoracotomie, mais nous n'avons
jamais eu à la pratiquer. Certains accidents infectieux
peuvent être évités, et en particulier la transformation
de l'hémothorax en empyème, en supprimant l'épanchement au moment où il aura des chances de ne
plus se reproduire. D'ailleurs c'est une règle dont il
ne faut jamais se départir, car l'épanchement non évacué est en outre dangereux par les altérations pleuro-
pulmonaires qu'il provoque. Si malgré nos efforts
l'épanchement s'est infecté (obs. II) nous ferons l'opération de l'empyème dans la partie la plus déclive de
la cage thoracique avec mise en place de deux gros
drains. Nous avons indiqué précédemment la façon de
traiter la pneumonie traumatique.

Notre traitement néglige de parti-pris la recherche
du projectile; et pourtant sous l'influence de Pierre
Duval, beaucoup de chirurgiens sont devenus interventionnistes. Leur but est de supprimer un projectile
qui risque d'occasionner des complications septiques.
Nous ne les suivrons pas dans cette manière de voir,
au moins dans les premiers jours de la blessure, car ;

1° on risque par l'acte chirurgical d'infecter une plèvre et un poumon qui souvent restent aseptiques; 2° parce que la recherche et l'extraction du projectile ne peuvent empêcher l'infection de se produire si elle doit se produire. En effet, lorsqu'un trajet s'étale d'un lobe pulmonaire à un autre, en plein parenchyme, on conçoit mal l'intervention qui aurait pour but d'en faire l'hémostase sur tout son parcours et de l'aseptiser par la simple extraction du projectile.

A côté des lésions de l'appareil respiratoire, nous avons eu l'occasion de traiter deux plaies du péricarde par éclat d'obus. Dans les deux cas le diagnostic a été fait par le shock très intense, la dyspnée très grande, les vives douleurs localisées dans la région précordiale et l'augmentation de l'aire de la matité cardiaque. La radioscopie nous a permis de constater chaque fois un éclat minuscule mobile avec les mouvements du cœur. Nous avons eu un décès (obs. III) et une guérison (obs. IV). Dans le premier cas le malade fut emporté au milieu de symptômes de dyspnée très marquée due à son hémopéricarde, bien que celui-ci ait été ponctionné. Dans le deuxième cas les symptômes étant moins alarmants, nous nous en sommes tenu à l'abstention et le malade a pu en bénéficier heureusement.

Les *résultats* obtenus sont les suivants : 15 cas observés, 13 guérisons, 1 décès par hémopéricarde (obs. III), 1 autre par pneumonie, chez un blessé dont le projectile, dans l'espèce une balle, était situé en plein parenchyme pulmonaire.

3° **Plaies thoraco-abdominales.** — Nous n'en ferons

pas l'étude dans ce chapitre; elles nous paraissent plus
à leur place avec les plaies pénétrantes de l'abdomen.
Disons malgré tout que nous en avons observé trois
cas par éclat d'obus (voir chap. IV : obs. IX, XV, XXVI)
qui toutes ont guéri par l'abstention.

B. — Plaies de Poitrine ouvertes.

Nous en avons observé 22 cas, 18 par éclat d'obus
et 4 par balle. Le rang qu'occupe l'éclat d'obus dans
la production de ces plaies ne doit pas nous surprendre, si l'on songe que la balle se contente habituellement de traverser le poumon en y faisant un trajet
punctiforme. Les cas observés par balle sont, soit tangentiels avec éclatement de la paroi, soit transfixants
avec éclatement de l'orifice de sortie.

Symptomatologie. — C'est dans ces cas-là qu'elle est
particulièrement alarmante, surtout au début. L'état
de shock est tel que dans certains cas il peut en imposer pour du collapsus. Le pouls est petit et rapide, le
nez pincé, le faciès pâle ou vultueux. Ce n'est plus
à un shock nerveux précédemment que nous avons à
faire. Il est ici la conséquence de dégâts anatomiques
produits par le projectile dans son trajet viscéral. La
dyspnée est très intense, le blessé fait entrer en jeu
tous ses muscles respiratoires pour se donner de l'air.
Une toux qui le fatigue par la douleur qu'elle produit, le secoue de temps en temps et le malade crache
du sang presque pur. Enfin nous trouvons ici un

symptôme certain de plaie pénétrante ouverte, c'est
la traumatopnée. L'air s'échappe à chaque mouvement respiratoire par la brèche pariétale, mélange à
du sang. La paroi nous présente parfois de l'emphysème. Si nous auscultons un tel blessé, nous trouvons
en dehors des signes dûs au projectile situé dans le
parenchyme pulmonaire, tous les symptôm:
hémo-pneumothorax.

Evolution. — Il est naturel de penser que ce sont
ces plaies de poitrine ouvertes qui donnent la plus
grande mortalité. La plupart de ces plaies sont produites par gros projectiles, et cela est nécessaire si l'on
veut que le thorax soit ouvert, car un petit projectile
s'enfonce d'habitude dans la cage thoracique en per-
mettant aux tissus de se refermer après lui. On peut
dire du poumon en chirurgie mieux que partout ailleurs que la gravité de la lésion produite est propor-
tionnelle au volume du projectile. Et de fait, ce même
projectile dont le volume aura été suffisant pour déter-
miner une ouverture thoracique, aura de fortes chances, une fois dans le parenchyme pulmonaire, de cau-
ser des dégâts souvent irréparables. Si nous nous en
tenons à l'étude de la lésion elle-même, nous voyons
le pronostic sombre qui s'attache à ces blessés dont la
plèvre ouverte est une porte d'entrée que l'infection
peut utiliser, sans parler des débris variés que le projectile risque d'avoir entraînés avec lui. Toutes ces
considérations rendent excessivement sombre le pronostic des plaies de poitrine ouvertes; et nous verrons
par l'examen de notre statistique que c'est à cette

catégorie de plaies qu'appartient la grande majorité de nos décès.

Traitement. — Si l'abstention doit être la règle dans les plaies fermées de poitrine, l'intervention est au contraire le traitement rationnel des plaies de poitrine ouvertes. Ici, l'extrême état de gravité dans lequel peut se trouver le blessé ne doit pas nous faire différer l'heure de l'acte opératoire, au contraire, l'urgence de l'intervention sera en rapport avec la gravité de la lésion.

L'intervention se fera la plupart du temps sans anesthésie, lorsque l'état général sera trop touché. S'il est assez satisfaisant, l'anesthésie au chloroforme sera utilisée en raison du risque certain que l'on ferait courir au blessé en se servant d'éther.

L'intervention devra être rapide. Elle doit comprendre trois temps : 1° débridement et nettoyage de la plaie pariétale; 2° recherche de la partie de la paroi ou du poumon qui saigne. Hémostase; 3° fermeture de la paroi par le tamponnement à la Mickulicz ou par la suture de la plèvre. Dans un temps intermédiaire nous ferons chaque fois que nous le pourrons l'extraction du projectile.

Dans le premier temps on débridera attentivement au ciseau, on enlèvera tous les tissus contus et souillés de terre ainsi que les nombreuses esquilles qui sont dans la plaie, surtout dans les cas de fracture de l'omoplate (obs. XI), car ici les esquilles sont plus nombreuses que partout ailleurs en raison de la friabilité spéciale de cet os plat. Cela fait, il faut régulariser à la pince-gouge les extrémités osseuses fracturées.

Dans le deuxième temps on recherchera ce qui saigne. Parfois il s'agit d'une intercostale ou d'une mammaire que l'on peut commodément arrêter par une ligature. S'il s'agit du poumon on en fait la suture ou le tamponnement. C'est de ce dernier procédé que nous nous sommes toujours servi. L'exploration de l partie pulmonaire qui saigne, nous mettra parfois en présence du projectile que nous extrairons toujours quand il se présentera de cette façon-là.

Enfin dans un dernier temps, nous ne manquerons pas de fermer la plaie pariétale, car si elle est une porte ouverte à l'infection, elle est en plus la cause directe de la traumatopnée qui est particulièrement pénible pour le malade. Pour faire la fermeture de l'orifice pariétal, nous utilisons ou le tamponnement, ou bien nous faisons la suture de la plèvre. Nous ne les employons pas indifféremment et nous allons poser à notre avis les indications de chacun d'eux. La suture pleurale doit être employée chaque fois que nous avons à faire à une plaie pariétale de petit calibre, dans laquelle les lèvres de la plaie ne sont pas trop déchiquetées. Elle est alors facile à réaliser. Nous la faisons également chaque fois que la plaie pariétale siège sur la partie antérieure ou latérale du thorax, même si l'orifice thoracique est de dimensions relativement grandes. Il est possible dans ces conditions, même après résection costale, de réunir les deux lèvres de la plaie en abaissant la côte supérieure sur la côte inférieure.

Dans les autres cas nous employons le tamponnement à la Mickulicz. Ce dernier nous paraît préférable à la suture pleurale : 1° chaque fois que la plaie est trop souillée. Elle demande alors, même après un épluchage soigné des tissus contus, à être surveillée de très près et le tamponnement nous le permet mieux que la suture; 2° dans les cas de large brèche pleurale où le rapprochement des lèvres de la plaie est impossible; 3° dans les plaies de la partie postérieure de la cage thoracique, en particulier dans la région de l'arc postérieur des côtes où le rapprochement est rendu très pénible par le peu de mobilité qu'ont les côtes à ce niveau-là. Ce tamponnement offre l'avantage, comme nous l'avons dit, de permettre la surveillance de la plaie, et il est en même temps qu'un agent d'occlusion un agent de drainage. A notre avis il trouve une indication particulière dans les grosses plaies ouvertes et souillées. Nous le laisserons en place une douzaine de jours. A partir de ce moment-là, nous le remplacerons par un tamponnement moins serré qui permettra à la plaie pariétale de se combler.

La recherche du projectile ne doit pas rendre l'intervention plus longue. Cependant lorsqu'il sera facilement accessible, il ne faudra pas hésiter à l'enlever. Le blessé ainsi traité réclame à partir de ce moment-là au traitement médical toute la thérapeutique à venir. Nous ne nous attarderons pas sur ce traitement et sur celui des complications puisque dans tous les cas on transforme le thorax ouvert en thorax fermé et que les thorax fermés relèvent d'une thérapeutique que nous avons déjà indiquée.

Nous avons eu à traiter, avons-nous dit au commencement de notre paragraphe, 22 cas de poitrines ouvertes. Sur ce nombre nous avons eu 15 succès et 7 décès. La suture pleurale a été appliquée dans 5 cas avec 5 guérisons, mais c'étaient en majorité les cas les moins graves. Le tamponnement à la Mickulicz appliqué dans les cas les plus graves nous a donné 7 décès sur les 17 cas traités, dont 5 dus à la septicémie pleuro-pulmonaire et 2 à la pneumonie traumatique.

Pour terminer cet article, nous nous bornerons comme conclusions à comparer les résultats obtenus dans chacune des deux catégories de blessés que nous avons vu traiter.

Plaies de poitrine fermées : 24 cas avec 3 décès, ce qui donne un pourcentage de 12,50 % de décès.

Plaies de poitrine ouvertes : 22 cas avec 7 décès, ce qui donne un pourcentage de 31,81 % de décès.

La statistique globale donne 46 cas avec 10 décès ou 21,73 % de décès.

OBSERVATIONS

OBSERVATION I. — A... A..., 3e *bis* zouaves. Blessé le 20 avril. Evacué sur l'ambulance 7 heures après sa blessure. Plaie pénétrante de la base du thorax droit par éclat d'obus. L'éclat dont les dimensions sont restreintes est repéré par l'écran au centre du poumon droit. État général satisfaisant. Pouls : 100. Hémoptysie légère. Pas d'hémopneumothorax. Après nettoyage de l'orifice d'entrée, pansement aseptique et bandage de corps. Évolution apyrétique à partir du quatrième jour. Aucune complication pulmonaire ne fait son apparition. Le blessé est évacué couché le 30 avril.

OBSERVATION II. — L... A..., 14e d'infanterie. Blessé le 29 avril. Plaie pénétrante de poitrine. Hémithorax gauche par éclat d'obus. Orifice d'entrée : région mamelonnaire gauche. Le projectile est repéré à la base du poumon. Choc traumatique assez marqué. Hémoptysie légère. Hémothorax remontant à la pointe de l'omoplate. Dyspnée assez intense. Pouls : 120. On décide de s'abstenir et on s'en tient seulement au débridement de l'orifice d'entrée, d'où l'on enlève les tissus contus et les débris vestimentaires. Pansement au Dakin. Le deuxième jour, à la suite d'un traitement approprié, l'état général s'est remonté. La dyspnée a presque disparu. Les hémoptysies seules persistent mais le sang est moins rouge. La température est de 39° les deux premiers jours, puis descend avec le pouls. Le septième jour, ponction pleurale de 500 cm² de sang. La température remonte vers le neuvième jour. Le dixième elle est à 39°5. Matité. Abolition des vibrations vocales. Dyspnée. On fait une incision basse de la paroi thoracique avec ouverture de la plèvre. Il s'en échappe du liquide louche. Mise en place de deux gros drains. La température tombe le surlendemain et le blessé peut être évacué vingt-huit jours après son entrée à l'ambulance.

OBSERVATION III. — B... J..., 117e d'infanterie. Blessé le 17 mai, arrivé à l'ambulance sept heures après sa blessure. Shock très marqué, pouls très petit et difficile à

compter. Ni hémoptysies, ni hémothorax. A l'examen de
la poitrine on voit une petite plaie de la région précordiale.
Pansement aseptique. On couche le malade et on le remonte.
Le lendemain l'état général s'étant légèrement amélioré,
on radioscopie le blessé, et un projectile de petites dimensions (lentille) et mobile avec les mouvements du cœur
est repéré dans le péricarde. Le malade accuse d'ailleurs
de violentes douleurs de la région précordiale. Augmentation très marquée de la zone de matité cardiaque. Le
troisième jour, sa dyspnée ayant augmenté, au point de
rendre le blessé anhélant, on fait une ponction du péricarde qui ramène 150 cm³ de sang pur. L'amélioration
produite n'est que passagère et malgré une nouvelle ponction faite le quatrième jour, le blessé meurt quelques instants après.

OBSERVATION IV. — M... T..., 41ᵉ d'infanterie. Blessé
le 21 avril. Arrivé à l'ambulance dix heures après sa blessure dans un mauvais état général. Pouls : 120. Dyspnée
assez marquée, mais ni hémoptysies, ni hémothorax. Plaie
pénétrante de poitrine, région mamelonnaire gauche. Le
projectile est repéré par la radioscopie au contact du péricarde. Légère augmentation de la zone de matité péricar-
dique, bruit du cœur un peu assourdi. Le blessé est simplement pansé et porté dans son lit où on remonte son état
général. La dyspnée diminue progressivement et l'état
général s'améliore. Le malade peut être évacué le 17 mai.
Ce blessé présentait en outre de multiples plaies de l'épaule
gauche, de l'avant-bras gauche et de la cuisse droite, ce
qui explique son séjour si long à l'ambulance.

OBSERVATION V. — R... J..., 164ᵉ d'infanterie. Blessé
le 21 mai. Arrivé à l'ambulance huit heures après sa blessure. État général satisfaisant. Plaie pénétrante de poitrine avec orifice d'entrée au niveau de la partie basse du

thorax sur sa face antérieure. Pas d'épanchement de sang
dans la plèvre, mais pneumothorax assez marqué. En outre,
emphysème sous-cutané assez étendu. Le projectile est
repéré sous l'écran au niveau du cul-de-sac costo-diaphragmatique droit. Pas d'hémoptysie. On intervient le lendemain. Débridement de l'orifice d'entrée jusqu'au niveau
du repère indiqué par le radiographe. Résection costale et
extraction de l'éclat. Suture de la plèvre. Suites opératoires excellentes, le blessé n'ayant fait aucune réaction ni
du côté de sa plèvre ni du côté de son poumon. Evacué le
6 juin.

OBSERVATION VI. — Adjudant S..., 1er tirailleurs.
Blessé le 18 avril. Evacué sur l'ambulance sept heures après
sa blessure. Large plaie contuse de l'hypocondre gauche
par balle avec traumatopnée. L'état général est satisfai:
sant. Pouls 110. Pas d'hémoptysie. On régularise la plaie
et on fait l'ablation d'esquilles et de débris vestimentaires
et la résection d'un cartilage fracturé. Ligature d'une
intercostale. La cavité abdominale n'est pas intéressée.
Après nettoyage attentif de la plaie au Dakin, on fait un
surjet au catgut pour suturer la plèvre. La plaie des parties molles est laissée ouverte et on installe des tubes de
Carrel au goutte à goutte continu. L'évolution est excep-
tionnellement heureuse, le blessé ne dépassant jamais 37°8
de température et, ne présentant aucune complication
pulmonaire ou pleurale. Evacué le 5 mai 1917.

OBSERVATION VII. — L... A..., 3º zouaves mixte.
Blessé le 21 avril Arrivé à l'ambulance huit heures après
sa blessure. Plaie pénétrante de la région sternale gauche
par balle de révolver au niveau de la deuxième articulation
chondro-sternale.. Traumatopnée. Epanchement à la base
du poumon gauche. Pas d'hémoptysie. Etat général satisfaisant. La radioscopie montre que le projectile est retenu

au contact de la plèvre pariétale au niveau du bord gauche du sternum, dans la région correspondant à l'orifice d'entrée. On débride l'orifice d'entrée et on peut facilement extraire le projectile par l'espace intercostal. Suture de la plèvre. Pas de température au-dessus de 38°. Le quatrième jour, hémorragie pariétale assez abondante que l'on maîtrise facilement. le dixième jour on ponctionne l'épanchement et on retire 300 c/m cubes de sang pur. Les suites sont normales et l'épanchement ne se reproduit pas. Évacué le 4 mai.

OBSERVATION VIII. — D... G..., 1er zouaves. Blessé le 23 mai. Arrivé à l'ambulance dix heures après sa blessure. Dyspnée intense. Pouls petit. Hémoptysie légère. Plaie en seton du gril costal gauche à sa partie inférieure par balle avec ouverture du cul-de-sac pleural. Débridement et mise à plat. Ablation d'esquilles et régularisation à la pince-gouge d'une côte fracturée. Suture de la plèvre et suture partielle de la peau avec installation dans le trajet de tubes de Carrel à fonctionnement continu. Pas de réaction pleurale, mais le cinquième jour, ascension de la température avec broncho-pneumonie du poumon gauche. Ventouses scarifiées, enveloppement humide, huile camphrée, strychnine, ipéca. Les phénomènes pulmonaires cèdent vers le douzième jour et, le blessé peut être évacué le 13 juin, sa plaie thoracique étant complètement fermée, à l'exception de quelques points isolés de la peau qui ont cédé.

OBSERVATION IX. — M... R..., 1er bataillon d'Afrique. Blessé le 17 avril. Entré à l'ambulance neuf heures après sa blessure. Etat de shock marqué. Pouls très petit. Dyspnée intense. Pas d'hémoptysie. Large plaie par balle de la partie supérieure du thorax. Orifice d'entrée : région claviculaire droite. Orifice de sortie : région sous-claviculaire

5

gauche. Fractures esquilleuses des deux clavicules et du
manubrium. Traumatopnée et emphysème sous-cutané.
Hémithorax abondant à gauche. Débridement de tout le
trajet. Esquillectomie et régularisation à la pince-gouge des
surfaces osseuses fracturées. Épluchage des tissus contus
et particulièrement souillés. On lie au niveau de la région
sus-claviculaire droite la veine jugulaire antérieure. Au-dessous de la clavicule gauche, orifice de rupture pleural que
l'on n'ose fermer au catgut à cause de la plaie particulièrement souillée. On ébarbe les bords de la plèvre contuse.
Tamponnement à la poupée de Mickuliez. Installation
continue d'irrigation au moyen du tube de Carrel. On
remonte l'état général. Le lendemain de l'intervention la
température est à 38°, l'état général s'est amélioré. C'est
à peine s'il existe de la dyspnée. L'hémo-thorax n'a pas de
tendance à s'accroître et on le ponctionne le dixième jour.
La poupée est enlevée le douzième et on la remplace par
un tamponnement moins serré et plus superficiel. Le
malade est évacué le 2 mai, sa plaie pleurale presque cicatrisée.

OBSERVATION X. — V... I..., 1ᵉʳ étranger. Blessé le
18 avril. Arrivé à l'ambulance dix heures après sa blessure. Mauvais état général, pouls petit. Facies pâle, dyspnée intense, hémoptysie, traumatopnée. Plaie pénétrante
de la base postérieure du poumon gauche par éclat d'obus.
Débridement. On trouve une fracture de la neuvième côte,
avec esquille que l'on enlève. Tamponnement de l'orifice
de pénétration postérieur à la Mickulicz. L'état général
s'améliore d'une façon très sensible dès le lendemain de
l'intervention. Le quatrième jour après l'intervention, la
température qui avait baissé remonte brusquemment et on
constate les signes d'une broncho-pneumonie très sérieuse
sur toute la hauteur du poumon gauche. Energiquement
traitée, elle est jugulée et le malade, hors de danger, à
partir du douzième jour voit sa température descendre

progressivement. Rien à signaler jusqu'au vingtième jour.
Le malade se plaint à ce moment-là de son épaule gauche.
Sa température monte de nouveau. A l'examen nous ne
constatons qu'une simple rougeur avec empâtement de la
région. Trois jours après nous sommes en présence d'un
gros abcès fluctuant que nous incisons, à l'intérieur duquel
nous trouvons le projectile gros comme une amande. La
température baisse régulièrement à partir de ce moment-
là. Le tamponnement avait été enlevé le douzième jour et
remplacé par un pansement à plat au Dakin, sous lequel
la réunion pleurale s'était faite au moment de l'évacuation le 18 mai.

OBSERVATION XI. — L... J..., 24e d'artillerie. Evacué
sur l'ambulance neuf heures après sa blessure. Etat général
satisfaisant. Hémothorax. Dyspnée assez légère. Plaie transfixante par éclat d'obus avec orifice d'entrée sur le bord
axillaire de l'omoplate gauche. L'éclat est repéré par la
radiographie dans l'angle costo-vertébral. Emphysème
assez étendu de l'hémithorax gauche. Débridement de
l'orifice d'entrée. On trouve l'orifice de pénétration thoracique au niveau d'un espace intercostal, mais il y a éclatement de l'omoplate qui le recouvre dont on enlève les
fragments. Tamponnement serré de l'orifice d'entrée. Dakin
continu. On va sur le projectile repéré sous l'écran et on
le trouve à l'endroit désigné. A sa sortie, il a fracturé l'arc
postérieur de la cinquième côte que l'on régularise. Tamponnement serré. Dakin. Suites opératoires normales sans
élévation de température au-dessus de 38°. L'hémothorax
est ponctionné le dixième jour et il ne se reproduit plus.
On retire les tampons le douzième jour. Le blessé est
évacué le 21 mai.

OBSERVATION XII. — D... H..., 14e d'infanterie. Blessé
le 30 avril. Evacué sur l'ambulance dix heures après sa

blessure. État général très précaire. Extrémités refroidies. Pouls incomptable. Dyspnée. Le blessé ne répond pas aux questions qu'on lui pose. Large plaie de poitrine au niveau de la paroi postérieure du thorax droit. Bords souillés et déchiquetés. Fracture des cinquième et sixième côtes et de l'omoplate. Traumatopnée très intense. Après régularisation à la hâte et esquillectomie, on tombe sur le poumon qui est perforé. Une pince guidée prudemment sur l'orifice de pénétration pulmonaire mène sur un éclat gros comme une noix qui est ramené. On tamponne la plaie pulmonaire et la large brèche pleurale. Pansement. On essaie de remonter l'état général, mais le blessé meurt le surlendemain, sans avoir saigné, de septicémie pleuro-pulmonaire.

OBSERVATION XIII. — S... J..., 166e d'infanterie. Blessé le 29 mai. Évacué sur l'ambulance huit heures après sa blessure. Plaie pénétrante par éclat d'obus de la région sternale gauche. L'état général est assez touché. Dyspnée, pouls : 120. Hémo-thorax léger. Traumatopnée. Le projectile est repéré par la radioscopie au contact de l'aorte, sous l'orifice d'entrée à 3 c/m de profondeur. On en fait l'extraction après résection du deuxième cartilage costal gauche. Il a les dimensions d'une noisette. On ramène avec lui des débris vestimentaires. Tamponnement. Rien à signaler les quatre premiers jours, puis ascension de la température avec modification défavorable de l'état général. Malgré une ponction pleurale, le malade ne se remonte pas, la température reste élevée, le délire s'installe et le blessé meurt le sixième jour après son entrée à l'ambulance.

CHAPITRE IV

Chirurgie de l'Abdomen

———

I > nombre total des plaies de l'abdomen observées est de quarante. Elles se répartissent de la façon suivante :

Plaies non pénétrantes 14
Plaies pénétrantes 26

Nous allons les étudier dans deux paragraphes différents.

A. — Plaies non pénétrantes

Classification. — Sur les 14 plaies que nous avons vu traiter, 4 étaient produites par balle, les autres par éclat d'obus, de torpille ou de grenade. Malgré le nombre relativement peu élevé des plaies non pénétrantes par rapport aux plaies pénétrantes, nous avons observé à peu près toutes les variétés de blessures que peut faire un projectile dont le trajet n'a jamais intéressé le péritoine. C'est ainsi que nous avons vu six

plaies borgnes, toutes produites par éclat d'obus, trois
selons dont deux par balle et un par éclat d'obus, trois
sillons dont deux par balle et enfin deux abrasions
pariétales les deux par éclat d'obus.

Diagnostic. — Il se base habituellement sur l'analyse
de deux ordres de symptômes. Les uns sont fournis
par l'interrogatoire et par l'examen de l'état général du
blessé. L'ensemble de ces symptômes détermine le syndrome abdominal. Les autres sont donnés par l'examen de la blessure elle-même.

a) *Le syndrome abdominal*, s'il se compose d'une
série de signes qui, associés, peuvent permettre de
porter avec certitude le diagnostic de pénétration, a
trop souvent l'inconvénient de n'être complet qu'assez
longtemps après le moment de la blessure. Si donc on
attend son apparition pour opérer un blessé du ventre, on risque d'opérer trop tard alors qu'une déter-
mination opératoire précoce aurait pu être utile au
blessé. Ce syndrome abdominal comprend : 1° les
signes fournis par l'examen de l'état général; 2° l'étude
des douleurs spontanées; 3° les vomissements; 4° l'absence de selles, de gaz; 5° l'absence de miction spontanée; 6° la défense de la paroi.

Il est souvent malaisé de tirer un élément de diagnostic certain de l' « examen de l'état général ». Parfois il suffit à lui seul pour faire le diagnostic de pénétration : nous voulons parler de ces cas assez fréquents,
où le blessé du ventre entre à l'ambulance avec un

facies altéré, le nez pincé, les yeux excavés, les lèvres
exsangues, un pouls petit, rapide et incomptable.
Devant un tel tableau pas de doute. La notion de plaie
de l'abdomen implique toujours celle de pénétration.
Mais il n'en est pas toujours ainsi. Nous avons vu des
blessés transportés assis, marcher à leur descente de
voiture pour se rendre à la salle d'examen. Leur facies
était loin d'être altéré, le pouls battait à 90 ou 100 et
seule la laparatomie nous révélait des lésions graves.
De même nous avons vu, rarement il est vrai, les
blessés à l'état général relativement mauvais ne présenter que des lésions pariétales. De tels cas sont souvent embarrassants et pour trancher la difficulté, il
faut admettre qu'en pratique tout blessé du ventre,
dont l'état général très touché ne se remonte pas à la
suite d'injections de sérum, d'huile camphrée, de
strychnine et de morphine, doit être considéré comme
un blessé dont le péritoine a été intéressé par le projectile.

Les douleurs spontanées constituent un symptôme
inconstant, mais il est certain qu'un blessé qui se plaint
du ventre avec insistance, surtout lorsque sa blessure
remonte déjà à quelques heures, est presque à coup
sûr atteint d'une lésion pénétrante. La douleur en
coup de fouet par section de muscle droit (plaie pariétale) peut parfois en imposer pour une douleur abdominale proprement dite.

Les vomissements n'ont de valeur que s'ils se répètent tardivement après l'heure de la blessure et surtout
s'ils ne sont pas qu'alimentaires. Il ne faut pas oublier
que les vomissements alimentaires peuvent se rencon-

trer dans les plaies du crâne, de la poitrine et dans
les plaies abdominales pariétales.

L'absence de matières et de gaz est plus sérieuse,
surtout l'absence de gaz. On ne peut en effet faire un
diagnostic de pénétration sur le fait que le blessé n'est
pas allé à la selle dans les cinq ou six heures qui ont
suivi la blessure. C'est à ce point de vue que l'absence de gaz nous paraît plus probante. Mais si cette
absence de symptômes peut ne pas avoir une importance très grande, la réciproque n'est pas vraie et l'on
peut affirmer sans risquer de se tromper qu'un blessé
qui a rendu des gaz et des matières, n'est pas atteint
d'une lésion pénétrante, ou tout ou moins d'une plaie
de son intestin.

Les mictions spontanées n'ont aucune valeur.
L'examen de l'urine seul peut utilement nous rensei-
gner sur une lésion possible du rein ou de la vessie.

Enfin reste la défense de la paroi. Elle constitue le
signe le plus probant de pénétration abdominale, mais
encore faut-il que cette défense soit généralisée. Les
plaies pariétales peuvent présenter de la défense abdominale, mais elle est localisée à la région de la plaie.
En examinant les autres régions de la paroi abdomi=
nale, on se rend compte que cette dernière est dépres-
sible par places. Malgré la grande valeur de ce signe,
il nous est arrivé (obs. XII) d'observer une défense fort
peu marquée chez un blessé présentant une plaie du
colon descendant avec hernie épiploïque. Cela ne
retire d'ailleurs aucune valeur à ce signe, car le blessé
en question n'aurait pas tardé à généraliser la défense
de sa paroi si on eût retardé l'heure de l'intervention.

Au ventre de bois s'ajoute l'immobilité du diaphragme et par conséquent de la paroi abdominale dans l'inspiration. La respiration est seulement costale et superficielle.

b) *L'examen de la blessure* peut nous donner aussi des renseignements très utiles. C'est à lui que nous devons le seul signe certain de pénétration abdominale : l'issue par l'orifice de pénétration de l'épiploon ou d'un viscère, ou bien l'écoulement en nappe de sang noir mélangé à des liquides intestinaux. Ici le diagnostic ne laisse aucun doute.

L'examen de l'orifice d'entrée et de celui de sortie nous permet de reconstituer le trajet et d'en tirer des conclusions utiles. La plupart des plaies dont les orifices sont situés à peu près sur le même plan et qui n'intéressent qu'une paroi, qu'elle soit antérieure ou latérale, ne sont très probablement pas pénétrantes. Cependant nous avons observé un cas de plaie tangentielle (obs. II) avec orifice d'entrée dans l'hypocondre gauche et orifice de sortie dans la région xyphoïdienne s'accompagnant d'une lésion de la face antérieure de l'estomac. De même (obs. XIX) une plaie pénétrante du rebord costal gauche par balle, avec projectile sous la peau de l'hypocondre gauche s'accompagnait d'une lésion du pôle inférieur de la rate. Quand la plaie est borgne, le diagnostic est encore plus difficile, si l'on ne veut pas avoir recours à l'exploration du trajet à la sonde cannelée, ce qui est parfois dangereux. Il faut alors avoir recours à la radioscopie et on sait combien dans ce cas particulier elle peut induire en erreur,

Les cas les plus favorables sont ceux où nous avons eu à faire à des sillons ou à des abrasions de la paroi, car après avoir détergé et épluché la plaie, on peut se rendre facilement compte de l'étendue en profondeur des lésions. Enfin il ne faut pas oublier que l'on trouve souvent des plaies dont l'orifice d'entrée est thoracique et chez lesquelles le projectile est venu se loger dans l'abdomen, et surtout que certaines plaies du périnée et des fesses s'accompagnent de pénétration abdominale assez fréquemment pour que la constatation d'une plaie de ces régions-là amène l'examen de parti-pris de la paroi abdominale.

En résumé, le diagnostic de pénétration ou de non pénétration paraît au premier abord très compliqué, si l'on s'en tient à l'examen particulier de tel ou tel symptôme. Il est, au contraire, généralement aisé si l'on groupe les renseignements donnés par l'examen du syndrome abdominal et ceux qui viennent de l'examen de la blessure et du trajet du projectile. Si le diagnostic restait malgré tout douteux, la seule ressource serait d'avoir recours à la laparotomie exploratrice.

Pronostic. — Il est particulièrement bénin et dans la grande majorité des cas, l'évolution des plaies pariétales de l'abdomen subit la même marche clinique que toutes les plaies des parties molles. Le pronostic à distance doit être un peu plus réservé, car il est certain que des plaies par abrasion de la paroi abdominale avec destruction large des tissus, peuvent se compliquer un jour d'éventration. Il résulte de ceci qu'on pourrait déclarer en principe qu'une plaie non pénétrante de l'abdomen est d'un pronostic immédiat favorable. C'est d'ailleurs ce qui est admis partout. Nous ferons malgré tout quelques réserves à ce sujet, car l'examen des cas que nous avons eu à traiter nous montre que cette bénignité n'est parfois que relative. Il peut arriver en effet (obs. XXVIII) qu'un projectile à trajet nettement pariétal qui s'est contenté d'effleurer le péritoine dont la continuité est absolue, puisse produire une contusion assez grave de l'intestin sous-jacent, pour que celui-ci se perfore au moment de la chute d'une escarre et provoque une péritonite mortelle. Ce cas qui peut jeter une note sombre sur l'évolution habituellement heureuse des plaies pariétales de l'abdomen est heureusement fort rare. Nous ne l'avons observé qu'une seule fois et nous avons tenu à le signaler.

Traitement. — Le traitement doit être le complément du diagnostic. Si ce dernier est douteux, il ne faut pas hésiter à faire la laparotomie en se basant sur ce principe qu'une laparotomie inutile n'est pas grave, quand on s'entoure de toutes les garanties d'asepsie voulues, alors qu'une pénétration méconnue non traitée peut être fatale.

Si le diagnostic ferme de plaie non pénétrante est établi, le traitement n'a rien de particulier et la lésion se résumant à une plaie des parties molles, le traitement doit en être le même. C'est pour cela que nous nous abstenons par principe dans les cas de seton par balle, quand les orifices d'entrée et de sortie sont nets.

Dans ce cas le trajet a de fortes chances d'être simple
et de ne pas présenter des zones d'éclatement muscu-
laire. Pour peu que l'orifice de sortie nous paraisse
agrandi et déchiqueté, nous le débridons et nous faisons l'épluchage méthodique des tissus contus. Dans
les cas de plaie borgne, nous allons à la recherche du
projectile, préalablement repéré sous l'écran, en suivant son trajet surtout dans les cas de plaies par éclat
d'obus, et nous enlevons tous les tissus qui paraissent
suspects. Cette manœuvre nous a conduit parfois au
contact du péritoine (obs. I) dont nous avons pu constater l'état d'intégrité. Les sillons et les abrasions de
la paroi abdominale sont épluchés attentivement.
Doit-on fermer une plaie ainsi traitée? Nous ne le
croyons pas et si nous le faisons parfois, nous passons
dans la paroi abdominale reconstituée deux tubes de
Carrel à irrigation continue. Habituellement nous pan-
sons à plat et nous faisons l'irrigation continue au
Dakin pendant quelques jours, pour pratiquer à froid
une réunion secondaire. Le repos au lit est nécessaire
jusqu'à guérison de la plaie et il y a lieu de prescrire
dès le lever le port d'une ceinture de flanelle pour éviter l'éventration.

B. — Plaies pénétrantes

Classification. — Nous avons observé 26 plaies pénétrantes de l'abdomen, 20 par éclat d'obus et 6 par
balle. Sur ces 26 cas nous pouvons affirmer que le
diagnostic de pénétration était certain dans 23 cas.

Les 3 autres nous paraissent probables. Si nous émettons un léger doute c'est qu'il s'agissait de blessés qui n'ont pas été opérés et qui tous ont guéri grâce au traitement médical. Néanmoins la situation anatomique du projectile repéré sous l'écran et l'examen de son trajet doivent nous faire classer ces plaies comme pénétrantes de l'abdomen.

Les plaies que nous avons vu passer à l'ambulance répondent aux types les plus variés. Cependant nous dirons qu'il ne nous a pas été donné d'en voir intéressant les reins, la vessie ou le rectum. Nous avons observé 2 plaies pénétrantes simples, c'est-à-dire sans lésion des viscères abdominaux, 1 plaie de l'estomac, 2 de l'épiploon, 1 de la rate, 3 du foie, 2 du colon, 6 de l'intestin grêle et enfin 2 où des organes multiples étaient intéressés. Dans un cas il s'agissait (obs. X) de plaies du foie et du côlon transverse, dans l'autre (obs. XXIII) nous avons eu à faire à une plaie du foie accompagnée d'une perforation du grêle. Enfin nous ajouterons que dans 6 cas la lésion n'a pu être déterminée avec certitude, car dans 3 on s'est contenté de faire l'opération de Murphy et les 3 autres étaient des plaies thoraco-abdominales que l'on a soignées par un traitement médical.

Diagnostic. — Nous n'étudierons pas dans ce chapitre le diagnostic des plaies pénétrantes de l'abdomen, cela ayant été fait précédemment. Nous nous bornerons à rappeler qu'il faut se méfier des plaies pénétrantes de l'abdomen où l'orifice d'entrée est éloigné de la paroi abdominale : ce sont les plaies basses de poitrine qui se compliquent souvent d'une lésion de l'étage supérieur de l'abdomen et les plaies du bassin qui, même insignifiantes, peuvent se compliquer de pénétration. On ne saurait trop attirer l'attention des médecins là-dessus, car sur ce mode de pénétration trop souvent méconnue se greffe une péritonite qui dévoile la gravité d'une petite plaie fessière ou thoracique d'aspect insignifiant.

Pronostic. — Les plaies pénétrantes revêtent un pronostic différent suivant qu'elles sont produites par balle ou par éclat d'obus. Il est classique de dire que la gravité des plaies par balle est moindre que celle par éclat d'obus. Si cet axiome est vrai pour la guerre de mouvement où les balles sont reçues à grande distance, il nous paraît sujet à discussion dans la guerre de tranchée où les mitrailleuses tirent de près. Dans les conditions où se sont trouvés nos blessés, en plein assaut, recevant les balles souvent à moins de 50 mètres, il n'est pas du tout prouvé que l'éclat d'obus soit moins humanitaire que la balle tirée à courte distance.

Tout le monde sait qu'à partir d'un certain éloignement, la balle atteignant un abdomen de plein fouet, peut le traverser de part en part, déterminant des orifices de pénétration très étroits et des perforations intestinales nettes. Mais cette distance n'est guère réalisée qu'à partir de 300 mètres. En deçà, la balle fait dans l'abdomen des dégâts considérables par le mécanisme de l'éclatement. C'est dans ces cas-là que l'on constate de larges plaies déchiquetées de l'estomac et

de l'intestin, surtout si ces derniers sont surpris pendant le travail de la digestion, et de véritables écla-
tements du foie et de la rate.

Nous avons eu 6 plaies pénétrantes par balle avec
3 décès. Les 3 décès s'adressent à des plaies transfixantes. Deux fois il s'agissait de plaies multiples du grêle
(obs. V et XI), la troisième fois le blessé était dans un
tel état de shock que toute intervention fut jugée inutile (obs. VII). Les trois guérisons s'adressent au contraire à des plaies tangentielles de la cavité abdominale : la première est une plaie du flanc gauche avec
hernie épiploïque et éclatement du colon descendant
(obs. XII); la deuxième est une plaie de l'hypocondre
gauche avec lésion de la rate (obs. XIX); la troisième
est une plaie avec orifice d'entrée dans la fesse, l'orifice de sortie dans la région para-ombilicale avec hernie épiploïque. Le pourcentage des décès s'élève donc
à 5o %.

Les éclats d'obus sont la cause habituelle des plaies
de l'abdomen. Ils sont doués d'une force de pénétration très variable et sont surtout moins dangereux par
les lésions d'éclatement qu'ils produisent que par leur
action contondante. La gravité de la blessure qu'ils
provoquent est souvent en rapport avec leur volume,
mais le danger vient de ce qu'ils entraînent avec leurs
bords déchiquetés des débris vestimentaires particulièrement souillés, qui peuvent provoquer une infection péritonéale, alors même qu'aucun viscère abdominal n'a été atteint. Sur 20 cas de plaies pénétrantes
de l'abdomen par éclats d'obus, nous avons eu 8 décès.
L'examen de notre statistique semble donc donner une

gravité plus considérable aux plaies par balle, mais nous croyons que pour expliquer cette proportion défavorable qui n'est pas habituelle, il faut tenir compte que tous les blessés par balle ont été touchés à une distance très restreinte, où ce projectile a des propriétés meurtrières qu'il perd partiellement après la première partie de son parcours.

Les plaies de l'abdomen paraissent revêtir aussi un pronostic différent suivant l'organe abdominal qui a été touché et aussi suivant la multiplicité des organes atteints. Nous allons analyser les cas que nous avons observés en les groupant par viscère intéressé.

a) *Intestin grêle.* — 6 plaies de l'intestin grêle : 2 par balles, 4 par éclats d'obus. Les 2 lésions par balle (obs. V et XI) sont des plaies de la région ombilicale. Deux larges perforations intestinales dans un cas, quatre dans l'autre sont suturées. Nous avons eu à enregistrer deux décès. Sur 4 plaies du grêle par éclat d'obus, nous avons noté 2 décès et 2 guérisons. Le premier succès opératoire (obs. IV) se rapporte à un blessé présentant 6 perforations du grêle, dont les dimensions étaient environ celles d'une pièce de cinquante centimes, avec orifice d'entrée à la fesse droite, l'orifice de sortie dans la paroi abdominale antérieure. Le deuxième succès se rapporte à une plaie de la région ombilicale avec 2 perforations du grêle (obs. XXI). Les 2 décès s'adressent tous deux à 2 plaies de la région ombilicale, l'une traitée par la suture d'une grosse perforation (obs. VIII), l'autre par l'abstention (obs. XXII), en raison d'une éviscération totale de l'intestin grêle. En définitive 6 cas et 2 guérisons, soit 66 % de mortalité.

b) *Gros intestin*. — 2 cas, un par balle, l'autre par éclat d'obus. Le premier cas (obs. XII) est une plaie du colon descendant par balle, avec phénomène d'éclatement du côté du colon, qui ont obligé le chirurgien à faire une colostomie. Le deuxième cas est une plaie de l'S iliaque par éclat d'obus (obs. VI), traitée par une suture à double plan. Nous avons eu deux succès opératoires.

c) *Estomac*. — Un seul cas de plaie de l'estomac (obs. II) par éclat d'obus. La plaie siège sur la paroi antérieure. Elle a laissé intacte la muqueuse stomacale et paraissait devoir donner une guérison à peu près certaine.

Enfouissement à double plan. Malgré tout nous avons eu à enregistrer un décès par péritonite le huitième jour. Ce décès est dû certainement à l'infection de la cavité péritonéale par le trajet du projectile, particulièrement souillé, que l'on avait épluché pourtant avec grand soin et dont on avait retiré des débris vestimentaires. Ce cas n'enlève donc rien à la bénignité relative des plaies de l'estomac et surtout à celles de sa face antérieure.

d) *Foie*. — 3 cas par éclat d'obus avec 3 guérisons. 2 fois il s'agit de plaies assez petites du foie (obs. III et XVII), la troisième fois il s'agit d'un blessé présentant un large sillon profond de la face supérieure du

6

foie (obs. XVIII) avec hémorragie abondante que le
tamponnement a suffi à arrêter. À noter que les plaies
isolées du foie sont celles qui occupent la meilleure
place dans la statistique des guérisons des plaies des
viscères abdominaux.

e) *Rate.* — Un seul cas par balle (obs. XIX) avec
éclatement du pôle inférieur. Guérison par le simple
tamponnement laissé en place plusieurs jours. Ce cas
est particulièrement intéressant en raison de la grande
gravité des plaies de la rate, gravité qui vient de l'hémorragie profuse que l'on ne peut souvent maîtriser
que par la splenectomie.

f) *Epiploon et péritoine.* — 2 cas de plaies pénétrantes simples sans lésion du contenu abdominal (obs.
XVI-XXIV). Les 2 par éclat d'obus. 2 guérisons. 2 hernies épiploïques sans autre lésion viscérale, l'une par
éclat d'obus à travers la coupole diaphragmatique et
le gril costal (obs. XIV), l'autre par balle (obs. XXV),
au travers de la paroi abdominale antérieure. Deux
guérisons. Les plaies simples du péritoine et les plaies
avec hernie épiploïque sans lésion viscérale, nous
paraissent bénignes si l'on considère l'intégrité des
viscères abdominaux, mais sous un jour plus défavorable si l'on pense que le projectile peut à lui seul,
infecter une cavité péritonéale alors qu'aucun organe
n'est intéressé.

g) *Lésions multiples.* — Deux cas par éclat d'obus,
deux décès. Dans le premier il s'agit d'une plaie asso-

ciée du foie et du colon transverse (obs. X) traitée par le tamponnement de la lésion hépatique et la suture à double plan de la lésion intestinale. La deuxième fois, il s'agit d'une grosse plaie du foie associée à de larges perforations du grêle (obs. XXIII), traitées de la même façon que précédemment. Ces résultats confirment l'impression de ceux qui prétendent que la multiplicité des lésions d'organes divers est un facteur de gravité très important.

h) *Plaies thoraco-abdominales.* — 4 cas avec 4 guérisons, 3 fois nous nous sommes abstenu et nous n'avons pu juger de la localisation du projectile que par la radioscopie et l'examen clinique (obs. IX, XV, XXVI). Une seule fois nous avons été obligé d'intervenir dans un cas de hernie épiploïque à travers le diaphragme et le gril costal. Nous avons signalé ce cas précédemment. Ces plaies thoraco-abdominales sont en général considérées comme bénignes ou particulièrement graves. Sur les 4 cas, 2 ont évolué sans incident, un s'est compliqué de phlébite le quinzième jour (obs. XXVI); enfin le dernier, le seul pour lequel on ait été obligé d'intervenir n'a jamais mis le malade en danger.

Traitement. — La question que l'on se pose et qui n'est pas encore définitivement résolue, est de savoir si l'on doit opérer ou non les plaies de l'abdomen. Les statistiques interventionnistes et abstentionnistes ont été publiées. Les unes et les autres fournissent des chiffres qui paraissent devoir donner raison à leurs partisans. Nous croyons qu'il ne faut pas être entier dans sa manière de voir, qu'il faut au contraire être éclectique, car, certaines plaies réclament l'intervention, alors que d'autres demandent l'abstention, c'est-à-dire relèvent du traitement purement médical.

Nous croyons pouvoir poser en principe qu'il faut s'abstenir : 1° chez les blessés porteurs de grosses plaies pénétrantes avec volumineuses hernies viscérales. L'abstention dans ce cas-là aboutit fatalement à la mort, mais l'intervention aboutit au même résultat; 2° chez ceux atteints de plaie pénétrante avec collapsus grave, que l'on ne peut améliorer par un traitement énergique (sérum, huile camphrée, etc.); 3° il faut respecter les plaies thoraco-abdominales, dont les symptômes abdominaux ne sont pas très bruyants; 4° il ne faut pas toucher aux plaies de l'abdomen vues très tard après le moment de la blessure, quand elles se traduisent par un état général relativement satisfaisant, et des symptômes abdominaux peu marqués.

A ceux-là se résument à notre avis les cas où l'on doit s'abstenir. Tout ce qui ne rentre pas dans ce cadre doit au contraire être opéré.

Le traitement des plaies de l'abdomen nous offre donc à considérer : a) le traitement médical; b) le traitement chirurgical. Ce dernier comprend l'opération de Murphy et la laparotomie proprement dite avec réparation des lésions produites.

a) TRAITEMENT MÉDICAL. — Nous l'employons : 1° quand nous avons décidé de nous abstenir; 2° quand nous voulons remonter un individu inopérable que nous voulons tenter d'opérer plus tard; 3° comme adjuvant du traitement chirurgical lorsque ce dernier a été appliqué.

Le traitement médical offre sur le traitement chirurgical un très grand avantage. Il permet de traiter des malades en série, n'exige aucun effort physique du chirurgien et ne demande qu'un personnel bien stylé, entraîné à donner avec le plus grand dévouement les soins attentifs qu'il faut prodiguer à ces blessés graves. Ce serait donc le traitement idéal, surtout si l'on considère qu'en période d'affluence de blessés le temps du chirurgien est très précieux. Si donc nous ne suivons pas les abstentionnistes dans son application, c'est que nous croyons que dans certains cas malheureusement trop nombreux, il est absolument impuissant à tirer le blessé d'affaire.

Les grandes lignes de ce traitement médical peuvent se résumer ainsi : 1° immobilité absolue. Il faut placer le malade dans une ambulance de calme, lui faire deux injections quotidiennes de 1 centigramme de morphine pour maintenir constamment le blessé sous son action.

2° Diète absolue. — Il faut lutter souvent avec le malade pour la lui faire accepter, et être absolument certain que les infirmiers auxquels est confié le soin des blessés ne se laisseront pas fléchir par leurs prières. C'est surtout contre la soif qu'il faut lutter. Les injections répétées de sérum suffiront souvent à la calmer ou à l'atténuer. Si malgré tout elle persiste, on pourra donner une cuillerée à soupe d'eau froide

ou un petit bout de glace toutes les deux heures, à
la condition encore que le malade n'ait pas de vomissements. Si au bout de cinq ou six jours l'état général du blessé s'améliore, nous donnons un peu de
champagne, de thé et de café, puis vers le douzième
jour du bouillon et du lait;

3° Position demi-assise ou position de Fowler, dans
les plaies de l'étage supérieur de l'abdomen. Position
horizontale dans les plaies de l'étage inférieur. La
position de Fowler s'obtient au moyen de cadres spécialement construits. Il ne faut jamais se servir pour
la réaliser d'oreillers entassés qui soutiennent mal le
malade;

4° Goutte à goutte rectal que nous prolongeons
tant que l'état général du blessé ne présente pas une
amélioration nette. Nous faisons passer 2500 centigrammes de sérum au maximum par jour. Dans les
plaies de la partie basse de l'abdomen, nous remplaçons ce goutte à goutte rectal par des injections sous-
cutanées de sérum;

5° Huile camphrée 50 centimètres cubes par jour,
et strychnine 3 milligrammes par jour. On diminue
ensuite progressivement à mesure qu'une amériora-
tion se produit.

Nous avons soigné par ce traitement médical
5 blessés pénétrants. Nous avons eu 3 succès et 2 décès.
Les 3 succès s'adressent à des plaies thoraco-abdominales sans symptômes abdominaux alarmants. Les
2 décès s'adressent, le premier à une éviscération
totale, le deuxième à une plaie transfixante avec col
lapsus grave.

b) TRAITEMENT CHIRURGICAL. — Il comprend d'abord
l'opération de Murphy. Nous l'avons employé dans
3 cas. Il s'agissait chaque fois de blessés en état de
shock très marqué ne nous paraissant pas en état de
supporter une laparotomie. Le Murphy dans de pareils
cas a l'avantage d'être une opération très rapide, puisqu'on peut la faire en trois minutes et que l'on peut se
contenter de cocaïne comme anesthésique. Sur 3 interventions nous avons eu 3 décès, 2 dans les quelques heures après l'acte opératoire (obs. XIII et XX),
le troisième au bout de six jours par péritonite
(obs. XXVII). Cela ne paraît pas surprenant si l'on considère que le Murphy se borne à drainer simplement
le cul-de-sac de Douglas, et qu'il ne s'adresse pas à
la lésion causale. Nous avons l'impression que les cas
où il est couronné de succès, auraient autant de chances de guérison par le simple traitement médical.

La laparotomie proprement dite doit être considérée comme le traitement de choix dans la grande majorité des plaies pénétrantes de l'abdomen, à la condition qu'elle puisse être précoce. Si c'est d'elle que nous
avons obtenu les meilleurs résultats, c'est que nous
avons opéré tous nos blessés moins de dix heures
après le moment de leur blessure.

Nous avons toujours utilisé l'éther comme anesthésique. Nous avons écarté par principe la rachi-anes-
thésie, car en dehors des dangers qu'elle peut faire
courir au blessé en état d'hypotension, par suite de
son shock et de son anémie, elle a l'inconvénient
d'être insuffisante, lorsque l'étendue des lésions remonte au-dessus de l'ombilic. Nous n'avons pas

employé de chloroforme parce qu'il est difficile et dangereux à manier, surtout quand on est obligé de s'adresser à un anesthésiste de fortune. Enfin l'éther est considéré comme l'anesthésique de choix dans les interventions abdominales. C'est d'ailleurs à notre avis une réputation un peu surfaite, car s'il a l'avantage de pouvoir être manié facilement, il a le gros inconvénient de créer parfois des complications pulmonaires très graves (obs. XXI et XXV), contre lesquelles il nous a fallu lutter énergiquement et qui ont failli enlever des malades qu'une laparotomie venait de sauver. C'est pour ces raisons que les préférences de certains chirurgiens vont au chloroforme.

Dans les cas de petite plaie de la paroi abdominale, avec doute sur la position des lésions, nous avons toujours vu faire la laparotomie sus ou sous-ombilicale. Les plaies des hypocondres ont toujours été traitées par la laparotomie transversale sous-costale. Enfin dans les trajets nets intra-pariétaux, avec orifice d'entrée déchiqueté, nous avons toujours suivi le trajet, l'épluchant au fur et à mesure de son parcours, jusqu'au moment où ce trajet nous a conduit sur la plaie péritonéale. Si nous avons eu à faire à de l'épiploon hernié, nous l'avons soigneusement nettoyé avec du sérum ou de l'éther, et isolé sous des compresses aseptiques avant de procéder à la laparotomie.

L'abdomen étant ouvert, après avoir au moyen de compresses isolé les lèvres de la plaie et placé un écarteur qui doit nous donner plus de jour, notre première préoccupation est d'examiner le liquide épanché dans le péritoine. Est-ce du sang noir? Il doit nous faire penser à une lésion d'un organe tel que le foie ou la rate. Le sang est-il rouge et rutilant? C'est un vaisseau mésentérique qui saigne. S'il est mélangé à des liquides intestinaux, il s'agit d'une lésion du grêle, à des aliments peu modifiés, d'une lésion de l'estomac, à des matières à odeur fécaloïde, c'est que le gros intestin est touché. Nous voyons tout l'intérêt qu'offre l'examen des matières épanchées dans le péritoine. Il nous permettra de porter nos investigations sur tel ou tel organe. Auparavant nous débarrasserons le péritoine de ce qu'il contient, nous le laverons au sérum tiède, ou à l'éther si les produits épanchés étaient de nature septique.

Nous voilà dès maintenant renseignés d'une manière presque certaine sur l'organe lésé. Nous allons nous en assurer après avoir isolé avec des compresses abdominales les régions qui au premier abord nous ont paru saines. Est-ce l'intestin grêle qui est touché? Nous repérons immédiatement ses différentes perforations en les bouchant d'une façon momentanée au moyen d'une pince Clamp dans les mors de laquelle on interpose une compresse. Les perforations ainsi dénombrées, nous en faisons la suture au moyen du fil de lin, suture en deux plans pour les perforations assez volumineuses, suture en bourse pour les piqûres ou les contusions. Nous n'avons jamais eu à faire de résection dans les différents cas que nous avons observés. Si nous avons à faire à une plaie du gros intestin nous la traiterons de la même façon. Malgré tout si la plaie est trop volumineuse, la suture risquant d'être insuffisante, nous faisons soit une résection ou encore un abouchement de l'anse lésée à la paroi ou colostomie.

C'est cette dernière intervention que nous avons pu pratiquer avec succès chez le blessé de l'observation XII. Est-ce l'estomac qui est atteint, nous, en ferons la suture comme nous l'avons fait pour l'intestin, en nous rappelant que si les plaies de cet organe sont facilement abordables lorsqu'elles intéressent sa face antérieure, il n'en est pas de même lorsque la face postérieure est lésée. Le foie est-il touché? On peut en faire la suture ou le tamponnement. C'est toujours de ce dernier procédé que nous nous sommes servi avec succès, même pour une plaie profonde en sillon de la face supérieure du foie (obs. XVIII). Si la rate est atteinte on peut faire la splenectomie ou le tamponnement. Ce dernier est discuté et paraît pour certains illusoire. Il n'en est pas moins vrai qu'il a largement suffi pour une plaie par éclatement du pôle inférieur de la rate (obs. XIX). L'examen de l'épiploon nous montrera que celui-ci saigne, est contus, et on l'excisera après en avoir fait le tour par une ligature en chaîne. C'est de cette façon-là que nous traiterons également les hernies épiploïques.

La lésion causale étant ainsi traitée, nous examinerons en détail tous les organes de la cavité abdominale, pour être sûr de ne laisser échapper aucune lésion, et il nous est arrivé souvent de ne pas avoir fait un examen inutile. Cela fait, l'opération peut-être considérée comme terminée, même si le projectile n'a pas été trouvé. Il s'agit d'aller vite, et la recherche du projectile peut être préjudiciable au blessé. Nous assècherons bien la cavité péritonéale, surtout dans ses endroits les plus déclives, et nous refermerons en faisant une suture au fil de bronze en un seul point.

Dans la grande majorité des cas, nous plaçons un drain dans le Douglas. Nous nous abstenons dans les lésions de l'estomac, du foie ou de la rate. Nous mettons également chaque fois une compresse abdominale en contact intime avec la région lésée, de façon à isoler cette dernière du reste de la cavité abdominale. Cette compresse s'échappe par un orifice ménagé sur la ligne de suture pariétale, par où sortent également les mèches destinées à faire le tamponnement des viscères qui saignent. Enfin dans les cas relativement rares, nous avons à faire à une plaie pénétrante simple sans lésion vasculaire ou viscérale, nous suturons complètement la paroi.

Pour terminer, nous ajouterons que chaque fois que l'état général du blessé l'a réclamé, nous l'avons soutenu pendant l'intervention par des injections sous-cutanées de sérum et des piqûres d'éther, de caféine et d'huile camphrée.

L'opération terminée, le malade est conduit à son lit et à partir de ce moment-là, c'est le traitement médical qui fait tous les frais de la thérapeutique. Les mèches, qu'elles soient destinées à isoler un intestin dont les perforations ont été suturées, ou à tamponner un organe tel que le foie ou la rate, sont enlevées à partir du sixième jour. Elles ne sont pas retirées brutalement, mais toujours progressivement à raison de quelques centimètres par jour; de telle façon qu'elles soient extraites vers le dixième jour. Le drain est

aussi progressivement raccourci à partir du moment
où il ne donne plus rien. Quant aux points, ils sont
retirés le neuvième jour.

A partir de ce moment-là, la plaie est devenue une
plaie banale, et dans la grande majorité des cas, le
malade est évacué couché à courte distance vers le
quinzième jour.

Résultats obtenus. — Si nous nous en rapportons
aux cas que nous avons observés, il résulte :

1° Que le traitement médical nous a permis de gué-
rir 3 malades sur 5 traités. Ajoutons que les 3 succès
s'adressent à des plaies thoraco-abdominales;

2° Le Murphy que nous avons utilisé chez les blessés
qui ne nous paraissaient pas en état de supporter une
longue intervention, nous a donné 100 pour 100 d'insuccès. 3 cas = 3 décès;

3° La laparotomie nous a permis de traiter 18 cas
et d'avoir 12 guérisons. C'est donc elle qui nous a
donné les meilleurs résultats.

La statistique globale donne 26 cas avec 11 décès,
soit 42,30 % d'insuccès et 57,70 % de guérisons. Nous
publierons toutes les observations de plaies pénétrantes.

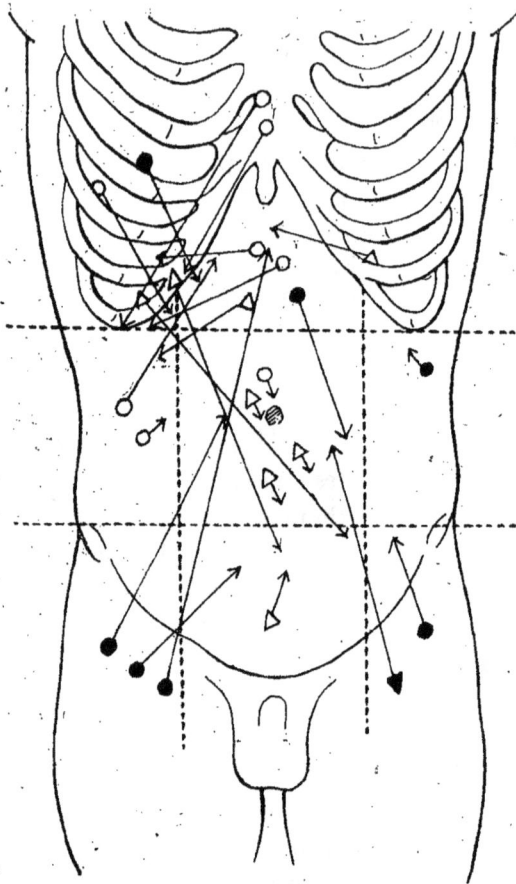

Image schématique des différentes plaies
pénétrantes de l'abdomen observées.

Les signes ronds représentent les cas qui ont guéri,
les triangulaires ceux qui se sont terminés par un décès.
Les signes blancs représentent l'orifice d'entrée
antérieur, les noirs l'orifice d'entrée postérieur.
La flèche indique la direction du trajet.

OBSERVATIONS

OBSERVATION I. — A... J..., 7e tirailleurs. Blessé le 18 avril 1917 à dix heures du matin. Arrivé à l'ambulance à dix-sept heures. Plaie par balle de la paroi abdominale. Orifice d'entrée : épine iliaque antéro-supérieure gauche, orifice de sortie : région sous-ombilicale droite. Pas de vomissements. Le malade n'a pas rendu de gaz depuis sa blessure. Ventre contracté. Pouls : 90. On croit à une lésion viscérale en raison de la contracture de la paroi abdominale. Intervention après anesthésie à l'éther. Débridement de l'orifice d'entrée. Exploration du trajet qui mène sous les grands droits au contact du péritoine qui n'est pas intéressé. Epluchage des tissus contus. Dakin continu. Réunion secondaire le sixième jour. Evacué le 30 avril.

OBSERVATION II. — Lieutenant B..., 41e d'infanterie. Blessé le 22 avril à quatre heures du matin. Opéré à onze heures. Plaie transfixante par éclat d'obus de la paroi antérieure de l'abdomen. Orifice d'entrée : hypocondre gauche; orifice de sortie déchiqueté à quatre travers de doigt au-dessous de la pointe de l'appendice xyphoïde. Pas de vomissements. Ni selles, ni gaz. Miction spontanée. Défense très marquée de la paroi abdominale. Pouls : 110. Nettoyage et épluchage du trajet. On enlève des débris vestimentaires. On trouve une plaie contuse non pénétrante de la paroi antérieure de l'estomac au voisinage de la grande courbure. Enfouissement sous un double plan de

suture. Mèche au contact et fermeture de la paroi abdo
minale. Suites opératoires normales pendant les trois premiers jours. Le quatrième, vomissements porracés, le ventre devient ballonné. L'état général est de plus en plus
précaire et malgré l'huile camphrée, la strychnine et le
sérum rectal quotidien, la mort survient par péritonite le
huitième jour.

OBSERVATION III. — R... J..., 3ᵉ bataillon d'Afrique.
Blessé le 15 avril à six heures du matin. Transporté à l'ambulance et opéré à treize heures. Etat général bon. Le
pouls : 90. Pas de vomissements. Ni selles, ni gaz. Légère
défense de la paroi abdominale. On décide d'intervenir.
Plaie pénétrante du flanc droit par éclat d'obus. L'orifice
d'entrée a les dimensions d'une pièce de cinquante centimes. L'éclat d'obus a été localisé sous l'écran dans la
région hépatique. Laparatomie sous-costale après débridement et épluchage de l'orifice d'entrée. La cavité abdominale contient du sang noir, mais pas de matières. L'intestin paraît sain. Le lobe gauche présente une petite
plaie dans le voisinage de laquelle on retire l'éclat d'obus.
Tamponnement à la gaze et fermeture de la paroi en un
plan au fil de bronze. Suites opératoires normales. La
mèche est enlevée progressivement à partir du sixième
jour, les fils le neuvième. Evacué le 29 avril.

OBSERVATION IV. — B... J..., 3ᵉ bis zouaves. Blessé le
18 avril 1917, à quatre heures du matin. Opéré à onze
heures. Plaie pénétrante de l'abdomen par éclat d'obus.
Orifice d'entrée : fesse droite. La radioscopie repère le
projectile dans l'épaisseur de la paroi abdominale antérieure.
sous le grand droit droit. Etat général mauvais. Pouls : 120.
Vomissements. Ni selles, ni gaz. Ventre rétracté. On fait
immédiatement une laporotomie sous-ombilicale. Péritonite en évolution. L'examen du grêle présente six perforations de la dimension d'un pois. Nettoyage du péritoine

à l'éther. Enfouissement sous double plan des perforation*
On place un gros drain dans le Douglas et une compresse
intra-abdominale au contact des lésions du grêle. Suture
en un plan.

Evolution apyrétique. Huile camphrée et sérum rectal
pendant les cinq premiers jours. Le pouls tombe à 100
dès le deuxième jour. Emission de gaz le troisième jour.
L'évolution se poursuit heureusement vers la guérison. Le
drain et la compresse sont retirés progressivement à partir du sixième jour. Evacué le 6 mai.

OBSERVATION V. — C... J..., 21e d'infanterie. Blessé
le 18 avril à six heures du matin. Opéré à dix-sept heures.
Très mauvais état général. Pouls au-dessous de 120, mais
cependant bien frappé. Ventre rétracté. Vomissements. Ni
selles, ni gaz. Plaie tranfixante de l'abdomen par balle.
Orifice d'entrée : fesse gauche. Orifice de sortie : région
ombilicale droite. Hernie épiploïque. Péritonite généralisée.
Matières dans le liquide péritonéal. On nettoie à l'éther,
on suture quatre perforations du grêle et on place un drain
dans le Douglas après avoir réséqué l'épiploon hernié. Le
malade meurt le 21 avril 1917.

OBSERVATION VI. — G... C..., 3e bataillon d'Afrique.
Blessé le 20 avril à deux heures du matin. Opéré à onze
heures. Plaie pénétrante de l'abdomen par éclat d'obus
avec orifice d'entrée au niveau de la partie supérieure de
la fesse gauche. Orifice de sortie : fosse iliaque gauche.
Hernie épiploïque. Pouls : 110. Ventre rétracté. Ni selles,
ni gaz. Miction. Laparatomie latérale après nettoyage de
l'orifice d'entrée. Pas d'épanchement dans le péritoine.
Résection de l'épiploon après suture en chaîne. Suture
d'une plaie tangentielle ouverte de l'S iliaque.

Nettoyage à l'éther du petit bassin. Mèche au contact de
la lésion. Drain dans le Douglas. Suites opératoires normales. Le malade peut être évacué le 6 mai.

OBSERVATION VII. — S... G..., 3ᵉ bataillon d'Afrique. Blessé le 20 avril à six heures du matin. Arrivé à dix-huit heures. Pouls incomptable. Extrémités et nez refroidis. Ventre rétracté. Plaie transfixante par balle de l'hypocondre droit. Orifice de sortie : région lombaire gauche. On essaie de remonter le malade sans y réussir. Abstention. Le malade meurt dans la nuit.

OBSERVATION VIII. — V... E..., 41ᵉ d'infanterie. Blessé le 22 avril à dix heures du matin. Opéré à dix-sept heures. Vomissements. Ni selles, ni gaz. Pouls : 120. Ventre rétracté. Plaie pénétrante de l'abdomen, région para-ombilicale. Laparatomie sous-ombilicale. On trouve le projectile dans une anse grêle qu'il a largement perforée. Suture à double plan. Résection de l'épiploon souillé. Drainage du Douglas. Malgré l'intervention, le malade ne se remonte pas et meurt de péritonite le troisième jour.

OBSERVATION IX. — N... L..., 14ᵐᵉ d'infanterie. Blessé le 30 avril à dix heures du matin. Evacué sur l'ambulance à dix-sept heures. Plaie thoraco-abdominale par éclat d'obus. Orifice d'entrée : région sternale médiane. La radioscopie localise le projectile dont les dimensions sont de 5/5 millimètres, dans le lobe droit du foie. Pas de symptômes pulmonaires graves. Du côté abdominal, pas de défense bien marquée. Arrêt des matières. Le malade a rendu des gaz. L'intervention se résume à l'épluchage de l'orifice d'entrée. Traitement médical. Le malade est évacué guéri le 17 mai.

OBSERVATION X. — F... H..., 41ᵉ d'infanterie. Blessé le 30 avril à onze heures du matin. Opéré à dix-huit heures. Etat de shock assez marqué. Pouls : 130. Ventre rétracté. Ni selles, ni gaz. Vomissements. Plaie pénétrante

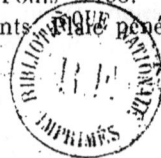

par éclat d'obus de l'hypocondre droit avec rétention du projectile dans la peau de la région hypogastrique.

Laparatomie médiane. Tamponnement d'une perte de substance du foie. Suture à deux plans d'une perforation double du colon transverse. Isolement de la lésion intestinale entre deux mèches. Suture pariétale. L'état général ne s'améliore pas et le malade meurt le 4 mai de péritonite.

OBSERVATION XI. — G... J..., 41ᵉ d'infanterie. Blessé le 30 avril à quatorze heures. Opéré à vingt heures. Plaie pénétrante abdominale par balle. Orifice d'entrée dans la région ombilicale. Projectile repéré par la radioscopie dans la fosse iliaque gauche. Ventre rétracté. Pouls : 120. Ni vomissements, ni selles, ni gaz. Laparatomie médiane sous-ombilicale. Le péritoine contient du sang et quelques matières. Suture de deux perforations du grêle et de deux du mésentère. Extraction du projectile situé sous le péritoine de la fosse iliaque interne. Aucune amélioration ne se manifeste dans l'état général et le malade meurt le 2 mai.

OBSERVATION XII. — B... J..., 7ᵉ d'infanterie. Blessé le 30 avril à 15 heures. Opéré à vingt-deux heures. Plaie transfixante de l'abdomen par balle. Orifice d'entrée région lombaire gauche. Orifice de sortie : Région du flanc gauche avec hernie épiploïque. État général : bon. Pouls à 90. Ventre peu rétracté. Pas de vomissements. Ni gaz, ni matières. Laparatomie latérale. Résection de l'épiploon hernié. On tombe sur une grosse perforation du colon descendant. Le reste des anses intestinales paraît intact. Nettoyage à l'éther de la cavité abdominale. Colostomie. Tamponnement et drainage. Suites opératoires excellentes. Sérum intrarectal et huile camphrée pendant quatre jours. L'anus artificiel commence à fonctionner le surlendemain de l'intervention. Vers le sixième jour, le blessé rend des gaz par son rectum et le dixième jour des matières. Évacué le 17 mai.

OBSERVATION XIII. — M... J..., compagnie du Génie, 28/55. Blessé le 5 mai à dix heures du matin. Opéré à dix-huit heures. Plaie transfixante antéro-postérieure de l'abdomen par éclat d'obus de la région ombilicale. Shock très profond, pouls incomptable. On fait en trois minutes et à la cocaïne l'opération de Murphy. Le blessé meurt quelques heures après l'intervention.

OBSERVATION XIV. — B... J..., 7e d'infanterie. Blessé le 6 mai à six heures du matin. Opéré à treize heures. Plaie pénétrante thoraco-abdominale par éclat d'obus. Orifice d'entrée : Région latérale gauche du thorax, région axillaire au niveau de la neuvième côte. Le projectile est repéré sous la coupole diaphragmatique. État général satisfaisant. Ventre peu rétracté. Pouls : 110. Légère hémoptysie. Débridement. Épluchage de l'orifice d'entrée. On constate la présence d'une hernie épiploïque trans-diaphragmatique. On resèque une partie de l'épiploon hernié, on réduit le reste et on fait la suture de la perforation diaphragmatique. Le projectile n'est pas extrait. Le cul-de-sac pleural est tamponné. Suites opératoires normales. Le blessé est évacué le 21 mai.

OBSERVATION XV. — B... J..., 241e d'infanterie. Blessé le 7 mai à dix heures. Arrivé à l'ambulance à dix-huit heures. État général bon. Pouls : 100. Petite plaie pénétrante de la paroi postérieure du thorax droit, au niveau de la cinquième côte. Le projectile est localisé par la radioscopie dans la région de l'hypocondre droit. Les dimensions sont d'environ 7/7 m/m. Hémoptysie légère et hémothorax peu abondant. Comme symptômes de pénétration abdominale : ventre un peu contracturé. Pas de selles.

Quelques gaz. Miction. On se contente d'appliquer un pansement. Morphine, huile camphrée, sérum rectal. Evolution normale du côté de l'abdomen. Les symptômes pulmonaires obligent de pratiquer une ponction pleurale qui donne 500 centimètres cubes de sang pur. Evacué le 13 juin.

OBSERVATION XVI. — Lieutenant A..., 117e d'infanterie. Blessé le 8 mai, à 4 heures du matin. Opéré à 11 heures. Plaie pénétrante du creux épigastrique par éclat d'obus. La radiographie montre le projectile localisé dans l'hypocondre droit dans la région hépatique. L'état général est satisfaisant. Pouls : 110. Pas de vomissements, de selles ni de gaz. Intervention immédiate. Laparotomie latérale sous-costale. Epluchage du trajet. On trouve le projectile libre sur le bord antérieur du foie. Exploration du côlon et des anses grêles qui paraissent normales. Fermeture en un plan de la paroi. Tubes de Dakin intermittent au niveau de l'orifice d'entrée. Evolution apyrétique et normale. Le malade peut être évacué le 8/5, c'est-à-dire le treizième jour.

OBSERVATION XVII. — C... P..., 365e. Blessé le 16 mai, à douze heures. Opéré à dix-neuf heures. Plaie pénétrante de l'abdomen, région épigastrique avec hernie épiploïque. Ventre dur. Pouls : 120. Vomissements alimentaires. Ni selles, ni gaz. Laparotomie sous-ombilicale médiane. Exploration de l'estomac et de l'intestin qui paraissent sains. On trouve une plaie contuse du lobe gauche du foie. Tamponnement de cette plaie, et assèchement du péritoine. Résection de l'épiploon hernié. Suture particlle qui livre passage à la mèche hépatique. Suites opératoires normales. Température peu élevée pendant les premiers jours. Huile camphrée. Morphine. Sérum rectal. Strychine. La mèche est enlevée le huitième jour. Le malade est évacué le 11 juin, guéri.

OBSERVATION XVIII. — D... A..., 365° d'infanterie. Blessé le 17 mai à seize heures. Evacué sur l'ambulance à vingt-trois heures. Plaie pénétrante de la région sternale droite aux environs de l'appendice xyphoïde. Etat général mauvais. Pouls : 130. Ventre rétracté. Facies froid. Vomissements. Ni selles, ni gaz. On remonte le malade et on l'opère le 18 à sept heures du matin. Débridement et épluchage de l'orifice d'entrée. Laparotomie sous-costale. La face antéro-supérieure du lobe droit du foie présente un large sillon, à l'extrémité duquel on trouve un petit éclat d'obus, que l'on extrait. On éponge le sang du péritoine. Les anses intestinales paraissent normales. Tamponnement de la lésion hépatique et isolement de cette dernière avec des compresses. Suites opératoires normales. Le huitième jour, congestion pulmonaire double qui fait craindre un certain temps pour la vie du malade mais que l'on arrive à maîtriser. Evacué le 16 juin.

OBSERVATION XIX. — D... L..., 117° d'infanterie. Blessé le 18 mai à quatre heures du matin. Opéré à dix heures. Plaie pénétrante du rebord costal gauche par balle. On sent le projectile sous la peau de l'hypocondre gauche. Pouls petit, nez pincé et facies anémié. Laparotomie transcostale sur le trajet du projectile que l'on extrait. La cavité abdominale est ouverte, il s'en échappe des caillots noirs qui mènent sur la rate dont le pôle inférieur est éclaté. On fait un tamponnement serré et on referme partiellement. Suites excellentes. Le malade se remonte progressivement. (Sérum rectal, huile camphrée). On mobilise la mèche le sixième jour et on l'extrait complètement le dixième. Evacué le 4 juin.

OBSERVATION XX. — M... P..., 115° d'infanterie. Blessé le 19 mai à quinze heures. Opéré à vingt-trois heures. Plaie transfixante de l'abdomen par éclat d'obus. Orifice d'entrée : région épigastrique. Le projectile est

repéré par la radioscopie dans la région lombaire. Collop-
sus. On fait au blessé une boutonnière de Murphy qui livre
passage à du sang mélangé avec des matières. Drainage du
Douglas. Le malade meurt le lendemain sans avoir repris
connaissance.

OBSERVATION XXI. — F... F..., 317ᵉ d'infanterie. Blessé
le 21 mai, à dix heures du matin. Opéré à dix-huit heures.
Plaie pénétrante de l'abdomen. Région ombilicale. Le projectile est repéré par la radioscopie au niveau de la masse
intestinale. Etat général mauvais. Pouls petit et filant,
ventre de bois généralisé. Laparotomie médiane. Le milieu
de l'incision passe par l'orifice d'entrée. On tombe sur un
épiploon souillé que l'on resèque. Suture de deux perforations de grêle. Extraction du projectile retenu au contact du côlon transverse. Lavage à l'éther. Mèche au contact des lésions intestinales. Suture partielle au fil de
bronze. Suites opératoires laborieuses. Les symptômes
abdominaux sont rapidement améliorés. Au septième jour,
on mobilise la mèche qui est enlevée le dixième. Pansement
consécutif au Dakin. Le huitième jour, congestion pulmonaire double qui paraît devoir enlever le malade. Vers
le quinzième jour, le tout rentre dans l'ordre et le blessé
est évacué le 15 juin.

OBSERVATION XXII. — F... J..., 164ᵉ d'infanterie.
Blessé le 21 mai. Arrivé à l'ambulance avec une éviscération complète de la masse intestinale que l'on réduit après
lavage à l'éther. Coma. Le malade meurt quelques instants
après.

OBSERVATION XXIII. — R... E..., 164ᵉ d'infanterie.
Blessé le 24 mai à dix heures. Opéré à vingt heures. Plaie
pénétrante par éclat d'obus de la région épigastrique. Mauvais état général. Pouls incomptable. Ventre de bois. Lapa-

rotomie sus-ombilicale. On trouve une large perforation
du lobe gauche du foie qui est tamponnée. Suture de deux
grosses perforations du grêle et extraction de l'éclat dans
le mésocôlon que l'on suture. Le malade meurt quelques
heures après l'intervention.

OBSERVATION XXIII. — R... E..., 164ᵉ d'infanterie.
27 mai à dix heures. Opéré à dix-sept heures. Plaie pénétrante de l'abdomen. Orifice d'entrée : flanc droit. Ventre
peu rétracté. Pouls : 90. Pas de vomissements. Laporotomie latérale sur l'orifice d'entrée. On ouvre le péritoine
et on a l'heureuse fortune de trouver un petit éclat d'obus
sur une anse intestinale qu'il n'a pas lésée. Les viscères
sont intacts. On place une mèche au contact des anses
intestinales et on fait une suture partielle. Suites excellentes. Le malade est évacué le 11 mai.

OBSERVATION XXIV. — Sous-lieutenant C..., 317ᵉ d'infanterie. Blessé le 27 mai à douze heures. Opéré à vingt
heures. Plaie pénétrante de la fesse droite par balle avec
orifice de sortie sur la ligne médiane au-dessous de l'ombilic. Large hernie épiploïque. Pouls : 110. Ventre rétracté.
Pas d'hématurie. Laparotomie sous-ombilicale médiane.
Ligature en chaîne de l'épiploon et exérèse. Exploration de
la cavité abdominale. On ne trouve qu'un peu de sang
dans le Douglas que l'on assèche. Nettoyage à l'éther. Les
anses intestinales sont intactes. Drainage du Douglas. Epluchage de l'orifice de sortie après suture de la paroi au fil
de bronze. Dakin au niveau de l'orifice de sortie. Suites
opératoires normales jusqu'au septième jour. A ce moment-
là le succès opératoire est compromis par une congestion
pulmonaire grave que l'on parvient à enrayer. Le malade
est évacué le 18 juin.

OBSERVATION XXVI. — Lieutenant M..., 3ᵉ mixte
zouaves. Blessé le 19 avril à dix heures. Arrivé à l'ambu-

lance à dix-sept heures. Plaie pénétrante de l'abdomen par
éclat d'obus. Orifice d'entrée : fesse droite. Le projectile
est localisé par la radioscopie dans la cavité thoracique
au-dessus du centre phrénique. Dimensions : $6^{mm}/6^{mm}$. Pas
de symptômes pulmonaires. Ventre rétracté. Pouls : 100.
Pas de vomissements ni d'hématurie. Ni selles, ni gaz. On
décide de s'abstenir. Immobilisation. Sérum rectal, huile
camphrée. Strychnine. L'état général s'améliore de jour
en jour. Le troisième jour : gaz. Le sixième : selle. Tout
est pour le mieux lorsque une phlébite du membre inférieur gauche fait son apparition le quinzième jour. Le
blessé peut cependant être évacué le 19 mai.

OBSERVATION XXVII. — D..., 324ᵉ d'infanterie. Blessé
le 21 mai à quatre heures du matin. Opéré à onze heures.
Plaie pénétrante de l'abdomen par éclat d'obus, région sus-
pubienne. Etat de shock très marqué. Pouls incomptable.
On fait une boutonnière de Murphy donnant issue à un
liquide sale contenant des matières fécales. On place un
drain dans le Douglas après y avoir versé de l'éther. L'état
paraît s'améliorer le lendemain de l'opération. Puis appa-
raissent des vomissements, des ballonnements du ventre,
le pouls redevient filant, et malgré un traitement général
sévère le malade succombe le 27 mai.

OBSERVATION XXVIII. — R... J..., 41ᵉ d'infanterie.
Blessé le 15 mai à sept heures du matin. Opéré à treize
heures. Plaie de la paroi abdominale antérieure par éclat
d'obus. Orifice d'entrée au-dessus de l'épine iliaque antéro-
supérieure droite. Le projectile est localisé par la radioscopie dans la région para-ombilicale droite probablement
dans la paroi. Il a les dimensions d'une grosse noisette. Le
ventre est contracturé surtout du côté droit. Vomissements. Pouls : 110. Ni selles, ni gaz. On prépare une intervention par laparotomie. Débridement de l'orifice d'en-

trée, on suit le trajet que l'on épluche et qui nous mène entre l'aponévrose profonde du grand droit et le péritoine. Extraction de l'éclat et de débris vestimentaires. Le péritoine est sain. Suture partielle. Tubes de Dakin. Suites opératoires normales pendant les quatre premiers jours. Le cinquième jour, au cours d'un effort pour aller sur le vase, le malade est pris subitement de malaises, il pâlit, son pouls devient incomptable. L'état général s'aggrave de plus en plus et le malade meurt le sixième jour dans le collapsus. Nous avons fait la nécropsie pour nous expliquer la cause du décès et nous avons trouvé une large perforation du grêle par chute d'escarre.

CONCLUSIONS

I. — Les ambulances chirurgicales du front doivent être spécialisées pour fournir un bon rendement. Parmi ces ambulances, quelques-unes doivent être destinées particulièrement au traitement des grands blessés viscéraux. Il serait même à souhaiter que l'organisation permette d'en créer de distinctes pour le traitement des blessés du crâne, de la poitrine et du ventre.

Les ambulances spécialisées nécessitent un personnel compétent, une instrumentation et une organisation particulières. Elles doivent être pourvues d'un local de triage et de préparation appropriés.

II. — La chirurgie crânienne est d'une urgence relative. Elle nécessite une asepsie parfaite, et donne, combinée à l'utilisation de la méthode de Carrel, des résultats immédiats très encourageants.

III. — La chirurgie de poitrine, quoique moins active au point de vue opératoire, nécessite une hospitalisation parfaite et une surveillance attentive.

Les plaies fermées du thorax sont bénignes, alors que les plaies ouvertes sont graves. Ces dernières doivent être transformées en plaies fermées. L'idéal du traitement est la suture pleurale, mais elle ne peut être pratiquée qu'assez rarement. Le tamponnement à la Mickulicz est un pis-aller qui donne néanmoins des résultats appréciables.

IV. — La chirurgie de l'abdomen est moins décevante qu'on ne pourrait le penser. Elle doit être éclectique. Il faut savoir s'abstenir dans les lésions trop étendues, dans les plaies thoraco-abdominales, et dans les cas où le blessé est apporté trop tard.

La boutonnière de Murphy ne nous a pas donné de résultats. La laparotomie précoce avec recherche des lésions viscérales, menée très rapidement, donnera des succès très appréciables.

La thérapeutique et les soins post-opératoires ont une importance considérable en chirurgie abdominale de guerre.

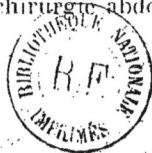

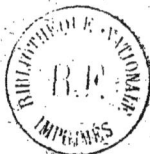

TABLE DES MATIÈRES

www.ingramcontent.com/pod-product-compliance
Lightning Source LLC
Chambersburg PA
CBHW071220200326
41519CB00018B/5604

*9 7 8 2 0 1 9 5 8 2 5 6 2 *